J.

Assistant du Dr CALOT

188
10

Les

APPAREILS

PLATRÉS

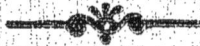

PARIS

A. MALOINE Éditeur

LES APPAREILS PLÂTRÉS

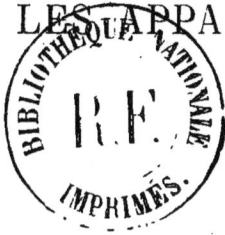

Les

Appareils plâtrés

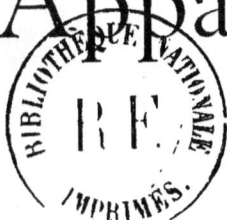

PAR

Le Docteur Jean PRIVAT

ASSISTANT A PARIS DU Dᴿ CALOT, DE BERCK.

PRÉFACE DU Dʳ CALOT

AVEC 268 FIGURES ORIGINALES DANS LE TEXTE

PARIS

A. MALOINE

LIBRAIRE-ÉDITEUR

25-27, rue de l'École-de-Médecine.

TOULOUSE

ÉDOUARD PRIVAT

LIBRAIRE-ÉDITEUR

14, rue des Arts, 14.

1910

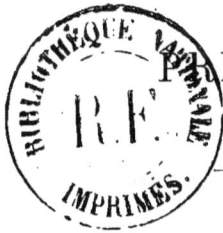

PRÉFACE

Un médecin disait un jour devant nous :

« Quand on consulte les livres pour savoir comment traiter une fracture ou une maladie orthopédique quelconque, on trouve qu'il faut appliquer un bon appareil plâtré. C'est parfait, mais cela nous le savions ; ce que nous ignorons et ce que personne ne nous apprend, c'est comment construire cet appareil. »

Et cela nous explique pourquoi la plupart des appareils plâtrés sont mal faits, mous, friables, prompts à se déformer, lourds, pas précis, par conséquent tout à fait incapables de remplir leur fonction thérapeutique.

Ces plâtres ne se moulant pas plus sur le corps que la guérite sur la sentinelle, ne sont que des cache-misères, des masques, des trompe-l'œil : ils dissimulent une déviation mais ne la corrigent pas, ils recouvrent mais ne maintiennent pas. De plus, ils sont incommodes ou pénibles à porter comme une chaussure mal construite ; ils fatiguent et souvent même blessent les malades !

Et cependant il est de toute nécessité que les médecins arrivent à faire de bons plâtres, car les guérisons parfaites ne peuvent s'obtenir qu'avec des appareils parfaits.

C'est pour suppléer à cette lacune de l'enseignement, et pour initier les praticiens à tous les détails de cette technique des appareils plâtrés que ce livre a été fait.

Notre assistant et ami le Dr Privat était tout désigné pour l'écrire, parce que une pratique de plusieurs années à Berck lui avait permis de se familiariser avec la confection, l'entretien, la surveillance de tous les appareils plâtrés possibles.

Pas une ligne de son livre qui ne soit de la pratique mille fois répétée et vérifiée; tout le métier s'y trouve et aussi tout ce qui, de l'art, peut se décrire et s'enseigner.

Et l'œuvre a fait le style : un style cursif, précis, concis, d'une simplicité naturelle et d'une grande clarté; pas un mot vague, pas une phrase inutile, mais, par contre, rien de ce qui peut servir n'est oublié.

D'innombrables figures, toutes originales, exécutées d'après nature ou schématisées, accompagnent le texte, montrant les moindres gestes à faire et permettant de toucher de l'œil les plus infimes détails de la technique. Texte et dessins s'appuient et s'éclairent mutuellement.

Par toutes ces qualités, ce livre remplit bien son

but. Il sera pour les praticiens un guide précieux et comme un instrument de travail. Il a été écrit et illustré sur la table de la clinique, les manches retroussées ; il est fait pour être relu au moment du besoin, avant, pendant et après la construction du plâtre. C'est dire que tout médecin avisé devrait s'en munir et le garder toujours à portée de sa main pour les besoins de sa pratique journalière.

Je souhaite à cet ouvrage, ou plutôt je lui prédis tout le succès qu'il mérite.

F. CALOT.

AVERTISSEMENT DE L'AUTEUR

Ce livre, écrit spécialement pour les praticiens, ne contient que des techniques faciles à exécuter par tous.

Il se divise en trois parties :

La première a trait à la préparation de l'appareil et du malade : manière de choisir et d'apprêter les matériaux, soins à donner au patient.

La deuxième partie indique la manière de construire un appareil. On y trouve les indications et la technique de chaque appareil en particulier, depuis l'appareil du doigt jusqu'au grand plâtre allant des pieds au sommet de la tête.

Dans la troisième partie sont réunis les détails de l'entretien des appareils, des soins à donner au malade plâtré, des moyens de supprimer ou, du moins, de réduire le plus possible la gêne et la fatigue occasionnées par le port de l'appareil.

On s'étonnera peut-être de ne point rencontrer dans le texte le nom de mon maître M. Calot. La raison en est simple : toutes les méthodes décrites lui étant personnelles, son nom aurait dû se trouver à chaque page.

Qu'il me permette de lui rendre, en une seule ligne, la priorité de toutes ces descriptions et de lui témoigner mon profond et respectueux dévouement.

Mes bons amis les Drs Gasser, Lassègue et Villeneuve ont bien voulu m'aider de leurs conseils; je suis heureux de leur offrir ici tous mes remerciements.

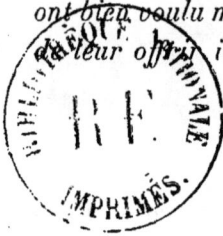

PREMIÈRE PARTIE

CHAPITRE PREMIER.

Ce qui est nécessaire pour faire un Appareil plâtré.

Sᴏᴍᴍᴀɪʀᴇ. — Le plâtre : où l'acheter? comment le conserver? — Revêtement. — Étoffe à imprégner de bouillie plâtrée. — Instrument tranchant. — Appareils de soutien pour le malade : pelvi-support, suspension.

Pour faire un appareil plâtré, il faut vous procurer du plâtre, et, si vous le pouvez, du bon plâtre; **c'est la seule chose indispensable.** Le reste, vous le trouverez aisément partout, même dans la plus pauvre chaumière; cependant, comme il est bon de rechercher en toute chose le plus commode et le meilleur, comme d'ailleurs les appareils plâtrés d'urgence sont l'exception très rare, nous vous dirons ce qu'il faut encore acheter et où vous le trouverez.

En tout état de cause, il vous faudra :

1º **Un revêtement** pour éviter le contact immédiat du plâtre avec la peau;

1

2° **Une étoffe à incorporer au plâtre**, pour donner de la solidité à l'appareil;

3° **Un instrument tranchant**, pour enlever les excès et les bavures du plâtre;

4° **Un système de suspension ou un pelvi-support**, suivant que vous aurez à faire un corset ou un appareil du membre inférieur.

Le plâtre.

Des propriétés physiques et chimiques du plâtre, retenez seulement ceci : il doit être **très blanc, onctueux au toucher, absolument sec et tamisé très fin.**

Où l'acheter?

Généralement, on l'achète chez les pharmaciens. C'est plus commode, mais aussi plus coûteux et, chose plus grave, le plâtre qu'ils fournissent n'est pas toujours d'excellente qualité.

Le pharmacien vend, soit dans des boîtes en fer blanc, soit dans des bocaux de verre, au prix de 1 franc environ le kilog, un produit excessivement blanc et excessivement fin. Mais il en est du plâtre comme du pain trop blanc, sa grande pureté entraîne avec elle quelques inconvénients. Il sèche trop vite, et, pour en retarder la prise, il faut mettre beaucoup d'eau dans la bouillie, ce qui rend les appareils moins solides.

Si donc vous avez à faire souvent des appareils, et si vous tenez à ce qu'ils durent, adressez-vous aux marchands de plâtre, à ces nombreux Italiens qui vendent.

un peu partout leurs statuettes, aux entrepreneurs de construction ou aux plâtriers de votre ville. Demandez-leur du plâtre de Paris, du plâtre de dentiste ou du plâtre à mouler. Toutes ces appellations désignent la même matière que vous payerez à raison de 20 ou 25 centimes le litre.

Enfin, si vous gâchez beaucoup de plâtre, adressez-vous aux grandes maisons qui vous le livreront en sac, au prix de 15 ou 20 centimes le kilogramme, suivant les cours[1].

Comment le conserver ?

Le plâtre, une fois chez vous, se gâtera si vous ne l'utilisez pas immédiatement ou si vous ne prenez pas quelques précautions. Il s'éventera, c'est-à-dire s'hydratera plus ou moins, et, gâché dans l'eau, il séchera lentement et restera mou.

En avez-vous une grosse réserve? Conservez les sacs **à l'abri de l'humidité,** au grenier par exemple. Vous y prendrez les quantités nécessaires au fur et à mesure des besoins.

Mettez les petites provisions d'usage courant dans des boîtes en fer-blanc que, bien entendu, vous mettrez

---

1. Pour répondre aux demandes faites par de nombreux confrères, nous donnons ici quelques adresses :

M. Adrian, 9 et 11, rue de la Perle, Paris (boîtes en fer blanc de 1 kil., 0 fr. 60 c.).

M. Audebat-Montmagny (Seine-et-Oise).

M. Lagogué, 23 et 25, rue du Chemin-Vert, Paris.

M. Longuet, 50, rue des Lombards (2 fr. 25 la boîte de 5 kilogr., la boîte comprise).

M. Maisonneuve, 51, boulevard Richard-Lenoir, Paris.

elles aussi en lieu sec. (Une **vieille boîte à biscuit** sera la perfection.)

Enfin, que toute main qui touche le plâtre soit absolument sèche. Sans cela, à son contact, il se forme de petits grumeaux, et ceux-ci, ne se désagrégeant pas dans l'eau, blesseraient le malade.

Revêtement.

Pour prendre un simple moulage, opération de quelques minutes, on peut à la rigueur mettre directement la bouillie sur l'épiderme enduit de vaseline. Mais la peau s'accommoderait mal d'un long contact avec le plâtre, aussi faut-il l'en préserver.

Surtout, n'entassez pour rien au monde les amas d'ouate dont on use et abuse partout. Ils cachent et déforment les parties à plâtrer, et, se tassant à la longue, laissent entre le malade et l'appareil un vide tel que les membres en traitement ressemblent à des balanciers de pendule dans leur cage. Il faut isoler la peau, c'est entendu, mais **un revêtement très mince, pourvu qu'il soit continu,** y suffira.

Ne vous servez pas non plus du lint, pourtant si en honneur. Il est très difficile à appliquer sans plis, ceux-ci pourraient blesser le malade, car vos appareils seront exacts et précis.

Voici les procédés les plus simples et les plus sûrs :

Êtes-vous pris au dépourvu? Un **gant** ou un **bas** feront un excellent revêtement pour le bras ou pour la jambe (*fig.* 1). Une combinaison ou bien **une chaus-**

sette et **un caleçon**, pourvu que ce dernier colle bien sur le corps et ne fasse pas de plis, pourront protéger la

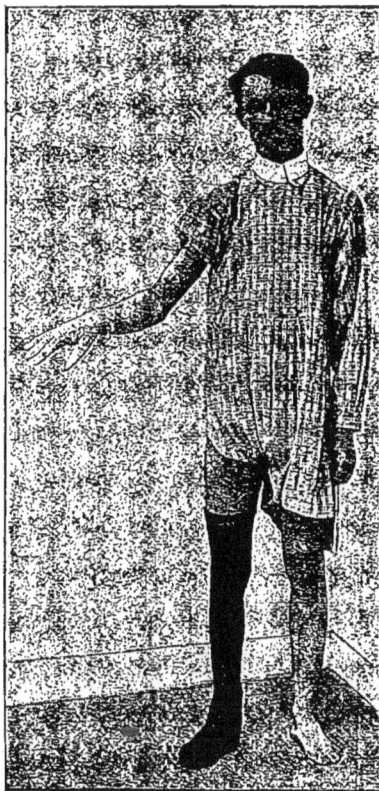

FIG. 1. — Un bas ou un gant sont un excellent revêtement
pour la jambe ou pour la main.

peau pour un grand appareil du membre inférieur. Un **gilet de flanelle ajusté**, un tricot, au besoin une chemise rendue collante par une couture nouvelle, serviront de revêtement pour un corset.

Vous pourrez encore demander un paquet de coton cardé de 5oo grammes au pharmacien, au mercier, voire

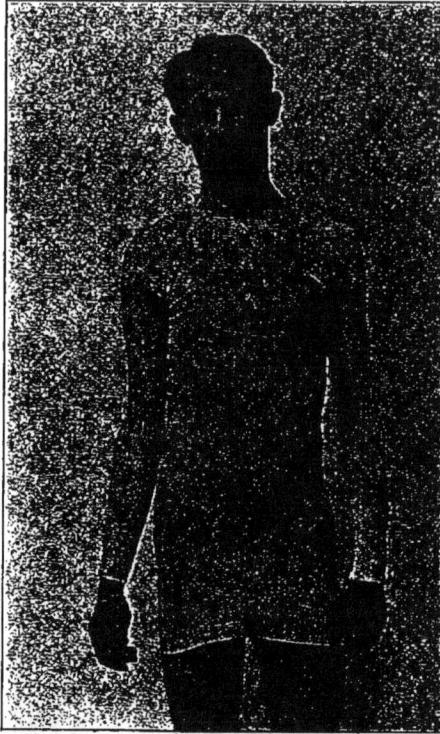

Fig. 2. — Jersey de coton fournissant un revêtement pour toutes les parties du corps, car les manches servent à engainer les jambes tout aussi bien que les bras.

même à l'épicier dans les petits villages. Préparez-le en lames minces comme il est dit page 23 et recouvrez-en le malade d'une couche continue, très mince et très uniforme.

Enfin, avez-vous du temps? Procurez-vous un jersey de coton (*fig.* 2) : c'est le revêtement idéal qui se moule exactement sur le corps, et dont, même à la longue, le contact n'est pas désagréable. Vous pourrez utiliser ces

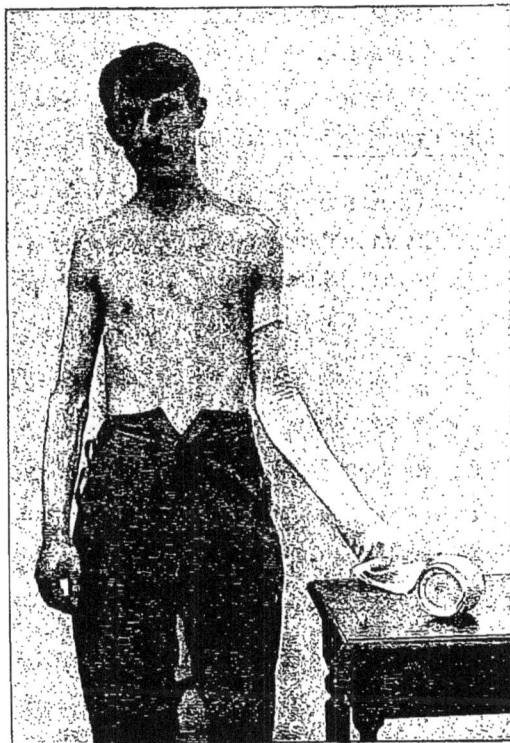

Fig. 3. — Pour les membres, on peut se servir comme revêtement d'un tube en jersey.

jerseys pour toutes les parties du corps, car les manches engaineront les jambes tout aussi bien que les bras.

Vous les trouverez dans les merceries, dans les magasins de nouveauté, au rayon de bonneterie; suivant les pays, vous demanderez des cache-corset longs et fermés, des guimpes, ou des camisoles fermées en coton. Au *Bon-Marché*, au *Louvre*, on les vend sous le nom de camisole crêpe à côtes, coton écru à manches longues[1].

Pour les membres, les tubes coton jersey (*fig.* 3) sont le meilleur revêtement.

Étoffe à imprégner de bouillie plâtrée.

Si vous n'avez rien de mieux, trempez dans la bouillie plâtrée de vieux mouchoirs usés, des voilettes, des serpillières, en un mot toute étoffe à trame fine qui se laissera bien imprégner de bouillie... Mais vous ne ferez avec tout cela que de bien mauvais appareils, et vous serez obligé de les refaire après quelques jours.

Pour avoir un appareil solide, il faut vous procurer de la tarlatane gommée n° 7 ou n° 8 (*fig.* 4). C'est l'étoffe connue de toutes les dames sous le nom de cinghalette dont se servent modistes et couturières pour leurs formes et leurs apprêts. Elle se vend aussi sous les noms divers de mousseline dure, ou apprêtée, ou gommée, tarlatane amidonnée, ou gommée, ou raide.

1. Voici les prix qu'a bien voulu nous communiquer la maison Prin-Relin, à Troyes, qui fabrique des maillots spéciaux pour orthopédie :
Les camisoles jerseys se font pour enfants de

7   12   15   18   20 ans,

aux prix de   16   17   18   20   22 francs la douzaine, livrés par quantités d'une demi-douzaine au moins.
Les tubes coton jersey se font dans les diamètres suivants :

4   7   10   12   15   17   20   25 centimètres,

par rouleaux de 10 mètres, au prix de 10 francs le rouleau.
— Les magasins de *Sainte-Marie,* 21, boulevard Montparnasse, Paris, vendent les tubes jersey au prix de 0 fr. 60 le mètre (7 cent. de largeur), et 0 fr. 80 le mètre (14 cent. de largeur).

Vous demanderez le n° 7 ou le n° 8; si le marchand ignore ce que signifient ces nombres 7 et 8, armez-vous

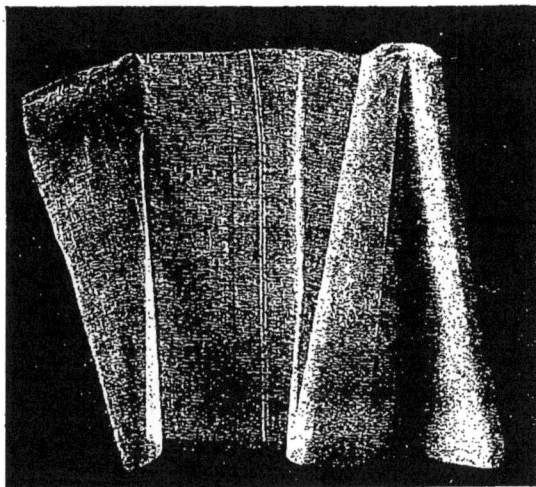

FIG. 4. — Tarlatane gommée, la meilleure étoffe à imprégner de bouillie plâtrée.

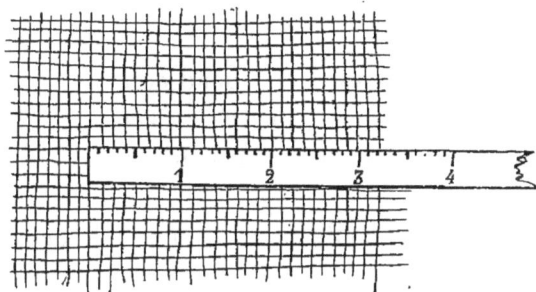

FIG. 5. — Pour connaître le numéro de la pièce de tarlatane qu'on vous vend, comptez combien il y a de fils de trame par centimètre. S'il y en a huit, c'est du n° 8.

d'un centimètre, placez-le sur l'étoffe, et comptez combien il y a de fils de trame par centimètre (*fig.* 5).

Prenez de préférence la pièce qui en a 7, c'est le n° 7.
Si on vous présente plusieurs échantillons de ce numéro, choisissez le plus raide, celui qui a le plus d'ap-
prêt; c'est le meilleur.

Si vous faites beaucoup d'appareils, le mieux est de
vous adresser directement à Tarare (Rhône), où de
nombreuses maisons (voir le *Bottin*) fabriquent spécialement cette tarlatane.

Instrument tranchant.

Dans les hôpitaux de Paris, on coupe, ou tout au
moins on coupait, les plâtres avec des bistouris. Sans

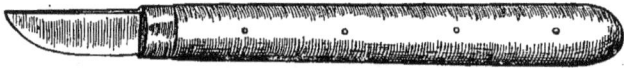

Fig. 6. — Tranchet de cordonnier habillé; c'est un excellent couteau
à plâtre.

doute, ils sont usagés, mais quand ce n'est pas la *Prin-
cesse* qui paie, il semble que c'est faire au plâtre beaucoup d'honneur, et au bistouri une bien grande indi-
gnité.

En réalité, **tout couteau, pourvu qu'il coupe, est bon
pour le plâtre**; mais comme on en a imaginé de nombreux modèles spéciaux, je vous signale le plus pratique.
C'est celui dont la lame est courte : pour qu'on la guide
plus sûrement. C'est aussi celui dont le manche est
assez épais : il ne fatigue pas la main qui fait effort
sur lui,

Ce modèle se trouve parfaitement réalisé par le tranchet de cordonnier, dit **tranchet habillé**, qui se vend o fr. 65 c. au bazar de l'Hôtel-de-Ville (*fig*. 6).

Ce couteau idéal n'exclut pas cependant l'aide d'une meule à aiguiser, dont tout médecin qui fait de nombreux plâtres doit savoir se servir lui-même.

Pour enlever les appareils plâtrés, il est commode d'avoir un outil spécial : on va plus vite et on se fatigue

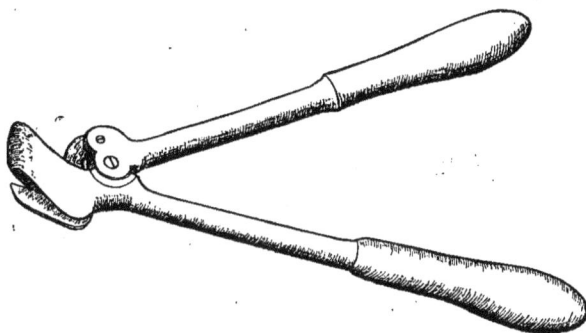

FIG. 7. — Cisaille de Still servant à couper les vieux appareils.

moins. Le meilleur paraît être la **pince de Still** (*fig*. 7), que vous trouverez chez tous les marchands d'instruments de chirurgie[1]. Il en existe deux modèles, l'un de 27 centimètres de long, l'autre de 35 centimètres; le plus petit est certainement le plus commode. Le seul défaut de cette pince est que la pièce qui passe sous le plâtre casse à la longue, mais tout forgeron peut en fabriquer une de rechange.

1. Voir page 62 la manière de se servir de la cisaille.

Si vous ne possédez pas cette pince, servez-vous d'un couteau, d'un davier de Farabeuf, d'un sécateur, comme il est indiqué dans le chapitre VI, qui a trait à la manière d'enlever un appareil plâtré.

Appareils de soutien pour le malade.

1° PELVI-SUPPORT.

On utilise le pelvi-support pour faire les appareils du membre inférieur prenant la ceinture.

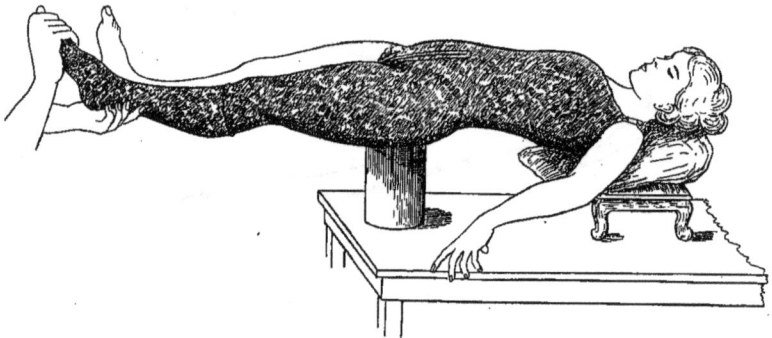

Fig. 8. — Malade sur un pelvi-support improvisé.

Son but est de maintenir le malade soulevé, de manière à ce que le chirurgien puisse enrouler facilement bandes et attelles. Il supporte non seulement le bassin, comme son nom l'indique, mais aussi la tête et les épaules du patient, dont les pieds sont soutenus par un aide ou par le dossier d'une chaise.

Vous réaliserez simplement cet appareil en appuyant d'une part la tête et les épaules sur un tabouret ou sur une pile de gros livres, d'autre part le sacrum sur un pot de fleurs renversé, sur une boîte ronde ou sur une autre pile de livres. L'important est que le malade se

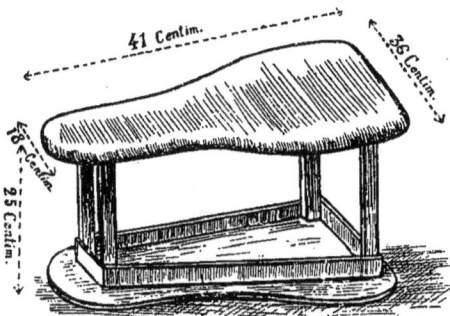

FIG. 9. — Partie céphalique du pelvi-support.

sente en sécurité, et qu'il soit suffisamment élevé au-dessus de la table pour permettre au chirurgien un travail facile (environ 25 centimètres) (*fig.* 8).

Si vous faites de nombreux appareils, vous pouvez avoir un pelvi-support d'aspect plus chirurgical; mais ne vous embarrassez pas d'un de ces nombreux modèles, où la partie céphalique et la partie pelvienne sont solidaires l'une de l'autre. Les glissières, plus ou moins remplies de plâtre,

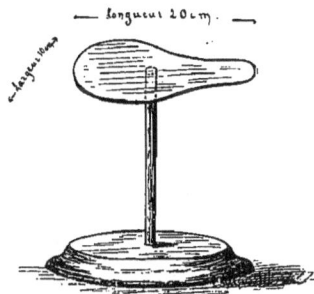

FIG. 10. — Partie pelvienne du pelvi-support.

fonctionnent toujours mal, et les deux pièces sont difficilement portées à l'écartement convenable.

Votre pelvi-support se composera donc de deux pièces distinctes : la partie céphalique en bois aura la forme d'un trèfle ; elle sera rembourrée et recouverte de

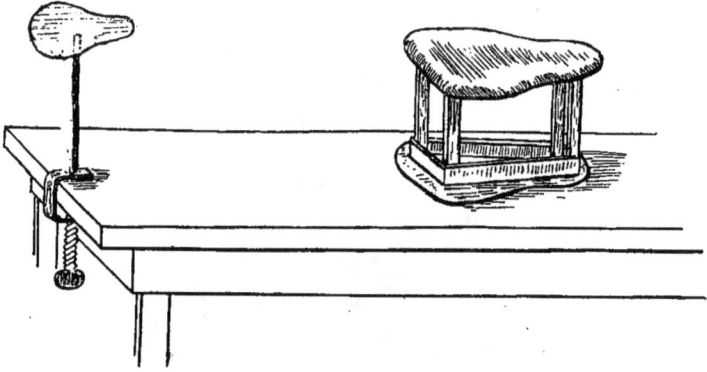

Fig. 11. — Pelvi-support prêt à recevoir le malade. La partie pelvienne est ici fixée au bord de la table à l'aide d'un étau.

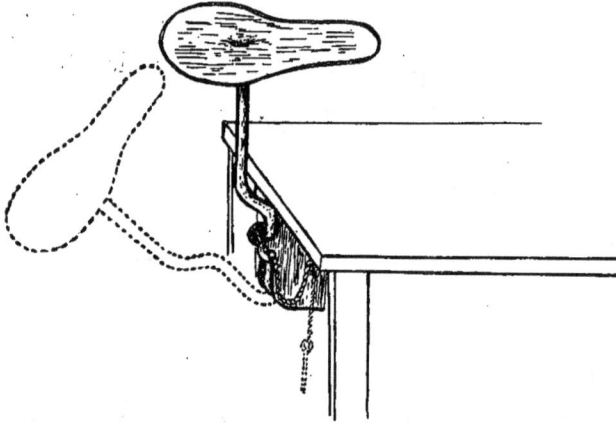

Fig. 12. — Dispositif permettant de rabattre sous la table la portion pelvienne du pelvi-support.

toile cirée ; vous lui donnerez les dimensions indiquées dans la *figure* 9.

La partie pelvienne sera faite d'une forte lame de tôle en forme de cœur de carte à jouer (*fig.* 10), soutenue à

sa partie centrale par une tige de fer. Celle-ci sera plan-
tée par son autre extrémité sur un disque de bois assez
large pour donner à l'appareil une assiette suffisante,
ou bien encore elle se terminera par un étau que l'on
visse au bord de la table (*fig.* 11); elle pourra encore,
grâce à une charnière, se rabattre sous la table (*fig.* 12).

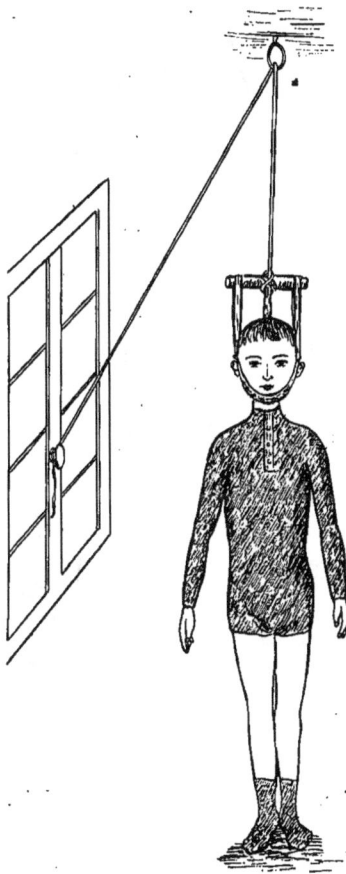

Fig. 13. — Suspension réalisée en utilisant un anneau de lustre.

2º Suspension.

Pour appliquer un corset plâtré, il est indispensable que le malade soit tendu pendant la confection de l'appareil.

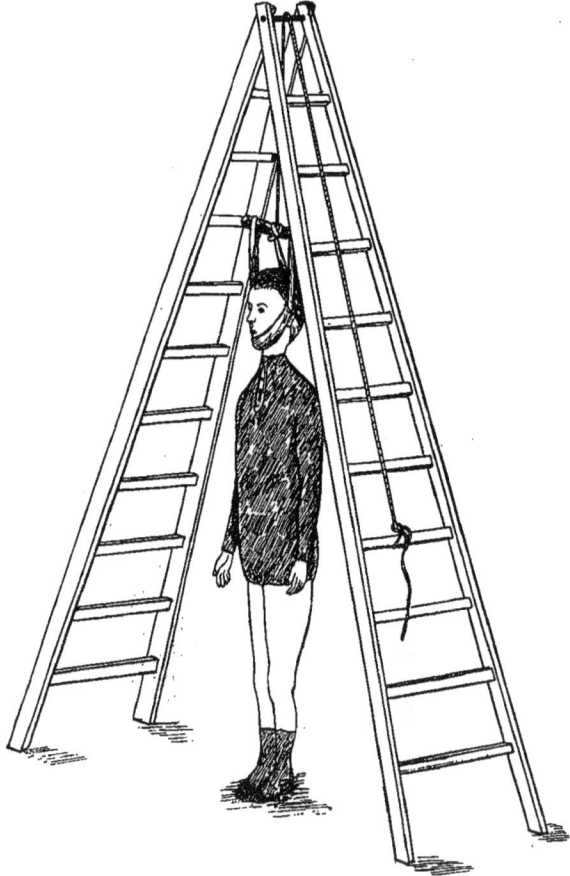

Fig. 14. — Suspension improvisée.

Voici différents procédés dont vous pourrez user pour réaliser un appareil de suspension.

Existe-t-il au plafond un anneau de lustre? Passez-y une corde, l'une de ses extrémités soutiendra un manche

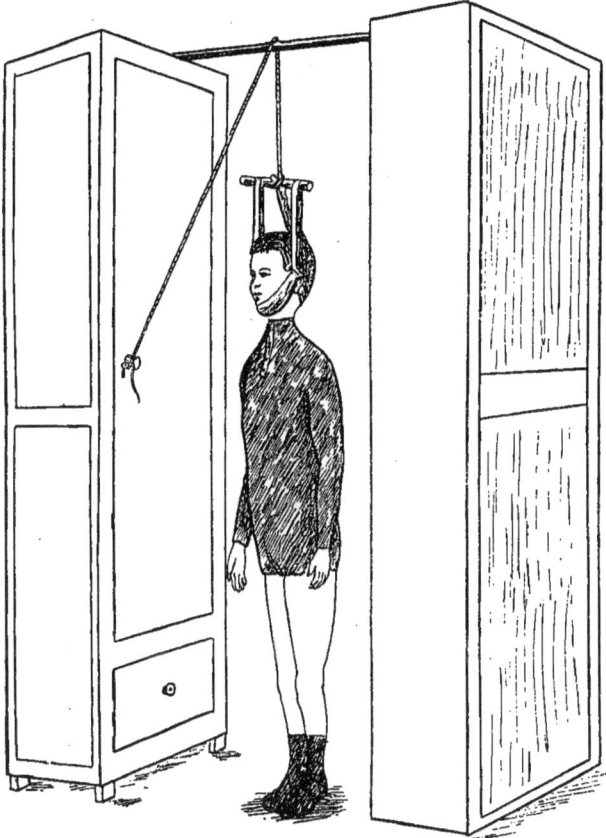

Fig. 15. — Autre modèle de suspension improvisée.

à balais, auquel vous accrocherez le malade, et l'autre chef sera fixée à une espagnolette ou à une saillie quelconque (*fig.* 13).

Si le plafond ne porte aucun anneau, vous pouvez

utiliser une échelle double (*fig.* 14.) La corde repose
sur l'échelon supérieur, et la traction est conservée

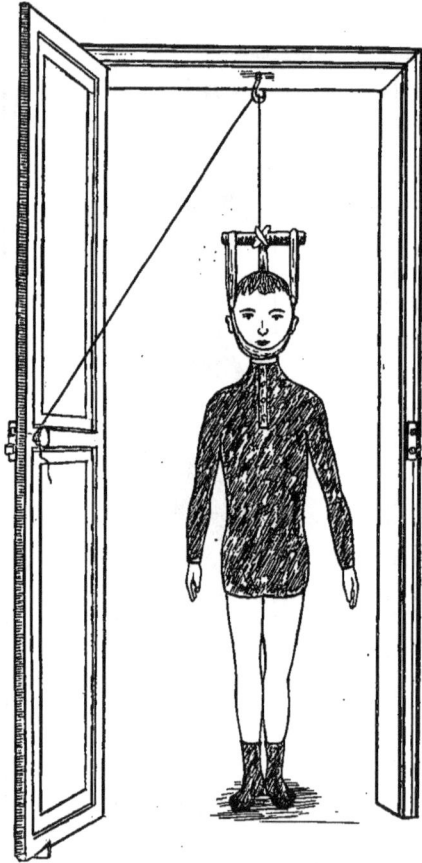

Fɪɢ. 16. — La corde passe dans un piton fixé au chambranle
d'une porte.

en fixant l'extrémité libre à un des échelons du bas.

Vous pouvez encore poser un bâton résistant sur deux
meubles élevés et jeter la corde par dessus (*fig.* 15).

Souvent, le plus pratique est de planter un piton à la partie supérieure du chambranle d'une porte et d'y accrocher votre suspension (*fig*. 16).

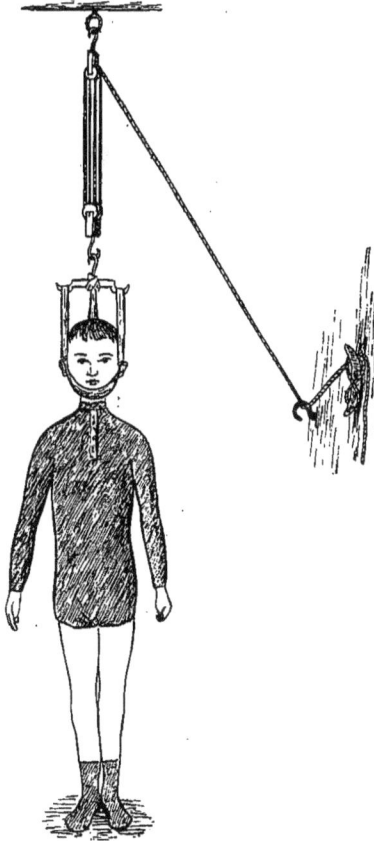

Fig. 17. — Modèle de suspension très pratique.

Bien entendu, si vous possédiez un trépied de Sayre, vous pourriez l'utiliser.

Voulez-vous faire une installation définitive et pra-

tique? Procurez-vous deux forts pitons et une moufle
(*fig.* 17). Fixez les deux pitons : l'un au plafond, non
loin d'un mur ; l'autre sur ce même mur, à environ 1^{m}5o du sol, et tournez sa concavité vers le sol.

Accrochez une des chapes de la moufle au piton du
plafond, et à l'autre suspendez une tringle en acier;
celle-ci aura 2o centimètres de long et devra être assez
forte pour supporter, sans fléchir, le poids d'un corps.

La corde qui tend la moufle viendra se réfléchir sur
le piton mural, d'où elle ira s'enrouler autour d'un
taquet placé au même niveau, à une distance de 5o centimètres environ.

CHAPITRE II.

Préparation du malade et des matériaux nécessaires à la confection de l'Appareil.

SOMMAIRE. — *Préparation du malade :* auscultation; bain; présence d'un abcès, d'une fistule, d'une plaie; réduction de fracture; correction d'attitude vicieuse.
Préparation des matériaux : ouate, bandes plàtrées, attelles, bouillie plâtrée.

PRÉPARATION DU MALADE.

Auscultation.

Vous avez décidé de mettre un appareil plâtré à un de vos malades. Avant tout, auscultez-le; si vous trouvez le moindre râle, la plus légère trace de congestion, et s'il n'y a pas urgence, retardez l'application du plâtre jusqu'à disparition de ces symptômes; car si rhume ou bronchite se trouvaient aggravés pour toute autre raison, la famille, soyez-en sûr, en accuserait le plâtre et vous. Essayer d'expliquer aux parents que l'impression désagréable d'humidité, éprouvée par le malade au début, est bientôt suivie d'une sensation de chaleur bienfaisante, est, en effet, chose inutile.

Bain.

Avant d'appliquer l'appareil, donnez un bain au malade. C'est une excellente précaution, car vous risqueriez d'enfermer des saletés sous le plâtre. Si le bain est impossible, frottez les parties à plâtrer avec un tampon d'ouate imbibé d'eau de Cologne.

Abcès.

Pendant que le sujet est nu, explorez soigneusement tous les points où pourrait siéger un abcès. En trouvez-vous un déjà collecté ou seulement en formation? Repérez exactement son siège; vous ferez plus tard une fenêtre à ce niveau.

Plaie.

S'il existe une plaie, une fistule, une eschare[1], après une désinfection rigoureuse, faites un pansement aussi mince que possible; par dessus appliquez le revêtement et construisez votre appareil comme à l'ordinaire; le lendemain, vous ouvrirez à cet endroit une fenêtre pour les pansements.

Fracture. Attitude vicieuse.

Voulez-vous mettre un appareil plâtré pour maintenir une fracture, pour corriger une attitude vicieuse?

1. Voir page 262 le traitement de l'eschare.

Ne commencez l'application du plâtre qu'après avoir réduit exactement la fracture ou obtenu toute la correction voulue. En effet, pendant la dessication de l'appareil, toute forte pression exercée sur le plâtre risquerait de produire une eschare; et tout ce que vous pourrez et devrez seulement faire à ce moment-là sera de maintenir réduction ou correction jusqu'à solidification complète, sans chercher à les augmenter aucunement par de nouveaux efforts.

PRÉPARATION DES MATÉRIAUX.

Ouate.

L'ouate se vend en paquets; il est malaisé de l'utiliser sous cette forme; aussi divisez-la en bandes dont vous ferez des rouleaux d'un maniement facile.

Ces bandes, faites **d'un mince feuillet d'ouate presque transparent,** ont environ 25 centimètres de large sur $1^m 25$ de long. Voici comment vous les obtenez :

Ouvrez le paquet sur une simple table de bois. Evitez de le placer sur de la toile ou sur de la laine qui accrocherait et retiendrait les brindilles de coton.

Etalez alors la ouate en la dépliant sans la couper. Elle forme un rectangle dont vous divisez le petit côté en trois parties égales de 25 centimètres environ (*fig.* 18). En partant de ces points de division, déchirez le coton sur toute sa longueur; vous avez ainsi trois bandes d'environ $1^m 25$ de long. Chacune d'elles est ensuite divisée suivant son épaisseur en trois minces feuillets (*fig.* 19) dont vous formerez les rouleaux tels qu'ils doivent être utilisés.

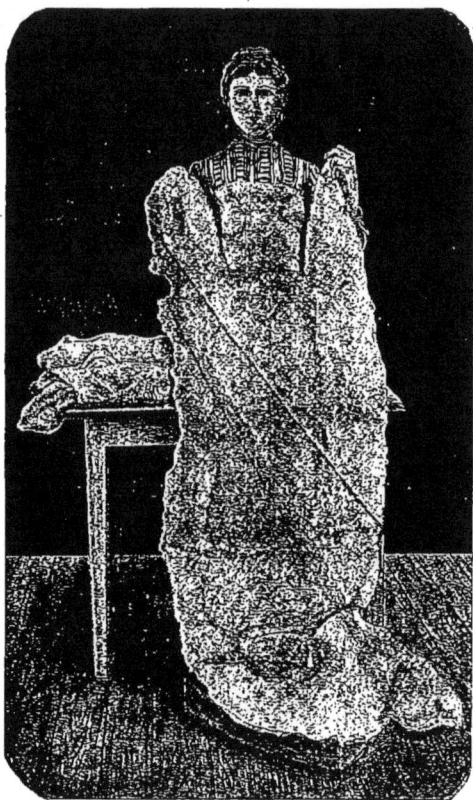

Fig. 18. —Manière de préparer les rouleaux d'ouate. Le paquet étalé est d'abord divisé en trois bandes.

Bandes plâtrées.

Pour préparer les bandes plâtrées, prenez une pièce de tarlatane gommée n° 8; partagez-en la largeur en

quatre parties égales d'environ 17 centimètres chacune,
puis, partant de ces divisions, coupez l'étoffe en la

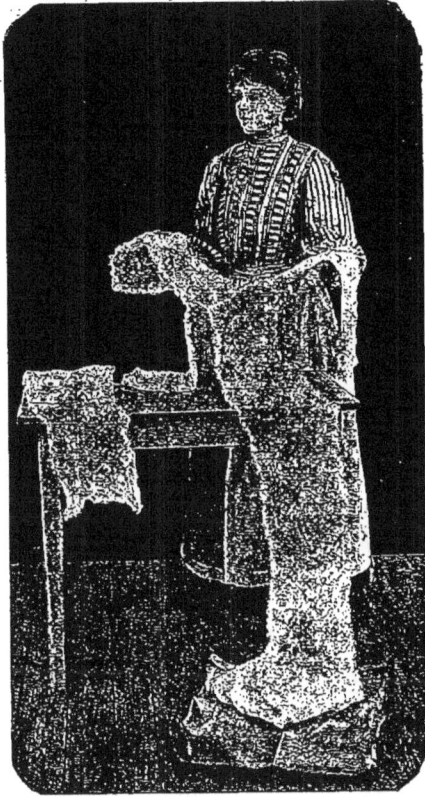

FIG. 19. — Chaque bande d'ouate est ensuite divisée, suivant son
épaisseur, en trois minces feuillets.

déchirant simplement sur une longueur de 5 mètres.

Vous pouvez plâtrer ces bandes de deux manières :
soit au moment de vous en servir en les enroulant dans
la bouillie plâtrée, soit à l'avance en les saupoudrant de

plâtre sec. Dans ce dernier cas, au moment de faire
l'appareil, il suffira de les tremper dans l'eau froide; et
vous ne perdrez pas à les enrouler dans la bouillie un
temps qui est très mesuré. Malgré cela, comme il n'est
pas très facile de mettre juste sur l'étoffe la quantité de
plâtre nécessaire, — comme aussi ces bandes doivent être

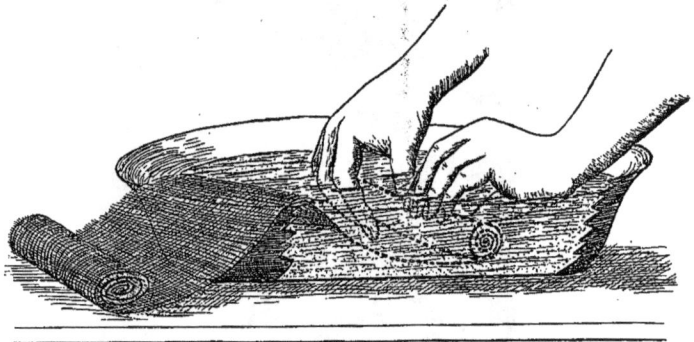

Fig. 20. — Préparation extemporanée de bandes plâtrées. On les
roule dans une bouillie assez claire (trois parties d'eau pour quatre
de plâtre).

employées dans les vingt-quatre heures ou au plus dans
les quarante-huit heures après leur confection sous peine
de les voir s'éventer, — le premier procédé est préférable pour vous si vous ne faites pas beaucoup d'appareils.

Pour le réaliser, dans une bouillie assez claire vous
ferez passer la bande tout en l'enroulant (*fig.* 20);
formez un cylindre bien régulier pour que la partie centrale ne s'énuclèe pas pendant l'application.

Si, au contraire, vous voulez plâtrer vos bandes à
l'avance, voici comment vous procéderez :

Vos mains étant *bien sèches*, mettez dans un récipient
également *très sec* et à fond plat (une cuvette à dévelop-

per les plaques 18 × 24 par exemple) une extrémité de
la bande, celle-ci étant disposée de manière à traverser
la cuvette dans toute sa longueur (*fig.* 21). Sur cette
extrémité, versez quatre ou cinq poignées de plâtre en
tas. Tirez alors la bande à vous en l'enroulant et re-
poussez au fur et à mesure le plâtre avec le bord cubital
de l'autre main. La difficulté consiste à laisser **assez de**

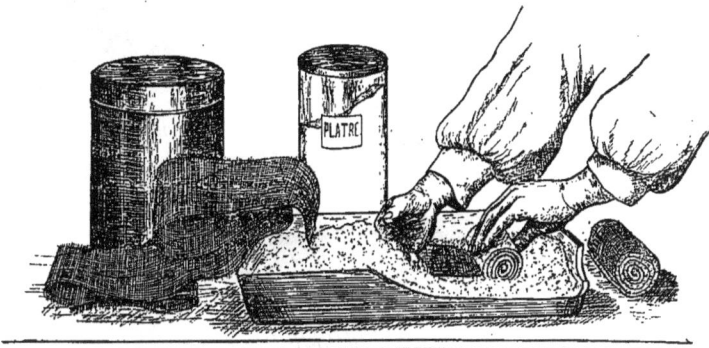

FIG. 21. — Préparation des bandes plâtrées avec du plâtre sec. Il
faut avoir soin de laisser la bande assez lâche pour que l'eau puisse
bien la pénétrer.

plâtre et pas trop; vous y arriverez en n'appuyant pas,
mais en refoulant légèrement le plâtre avec la main.

La façon d'enrouler la bande a aussi son importance;
laissez-la **assez lâche** pour que l'eau puisse bien la pénétrer; roulez-la bien **régulièrement** pour que la partie
centrale ne s'énuclèe pas pendant l'application.

Attelles.

Les attelles servent à construire l'appareil et à renforcer les endroits qui auront à supporter les efforts
les plus grands,

Vous les taillerez dans la pièce de tarlatane n° 7. **Ne
les faites pas trop épaisses,** ne repliez pas la tarlatane
quinze et dix-sept fois sur elle-même. Sous une telle
épaisseur, les attelles ont le double inconvénient de ne

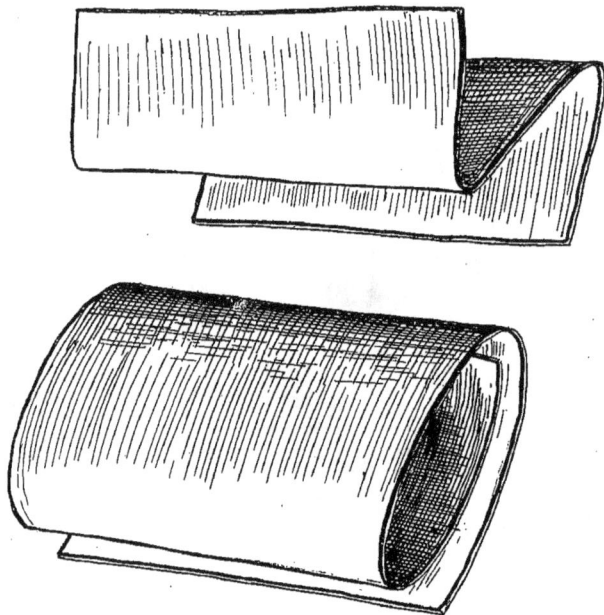

Fig. 22. — Les attelles se font avec seulement trois doubles de tarlatane. Ce n'est pas l'étoffe qui donne la solidité à l'appareil, c'est
le plâtre.
En haut : mauvaise manière de plier l'étoffe.
En bas : bonne manière, la première épaisseur étant entre les
deux autres, l'attelle ne se dépliera pas.

pas s'imprégner de plâtre et de ne plus être assez sou-
ples pour se mouler exactement sur les régions qu'elles
recouvrent. Une telle pratique n'a d'ailleurs aucun avantage, car on peut faire des appareils tout aussi solides

avec des attelles ayant seulement trois épaisseurs de tarlatane. Ce n'est pas l'étoffe qui donne de la solidité à l'appareil, c'est le plâtre.

Vous replierez donc la tarlatane **trois fois seulement** sur elle-même. Inutile de faufiler, pliez l'étoffe en mettant la première épaisseur entre les deux autres (*fig.* 22), puis, avec la main, pressez fortement sur les plis contre un plan résistant : ils ne se déferont pas.

Vous plongerez ces attelles dans la bouillie plâtrée au moment de les utiliser. Leurs dimensions et leurs formes variant avec les régions à plâtrer, nous donnerons ces divers renseignements au début de la description de chaque appareil.

Bouillie plâtrée.

Il importe avant tout de savoir bien confectionner la bouillie plâtrée, car de sa réussite dépend celle de l'appareil. Elle peut être manquée pour deux motifs :

1° Parce qu'elle n'est pas bien gâchée. Alors — le plâtre et l'eau se combinant mal — elle ne fera jamais prise et ne séchera pas; on dit qu'elle *tourne*.

2° Parce qu'elle n'a pas la concentration voulue. Trop claire, elle sèche lentement et donne des appareils peu solides par défaut de plâtre. Trop épaisse, elle sèche trop vite, ne permettant ni de mettre le malade en bonne attitude ni de modeler les crêtes osseuses; en outre, les appareils que l'on fait avec elle se ramollissent au bout de quelques jours.

Comment donc obtenir une bonne bouillie, et d'abord quelle est la meilleure **manière de gâcher le plâtre?**

Dans votre cuvette, vous mettrez en premier lieu de l'eau froide; puis vous y verserez peu à peu le plâtre en

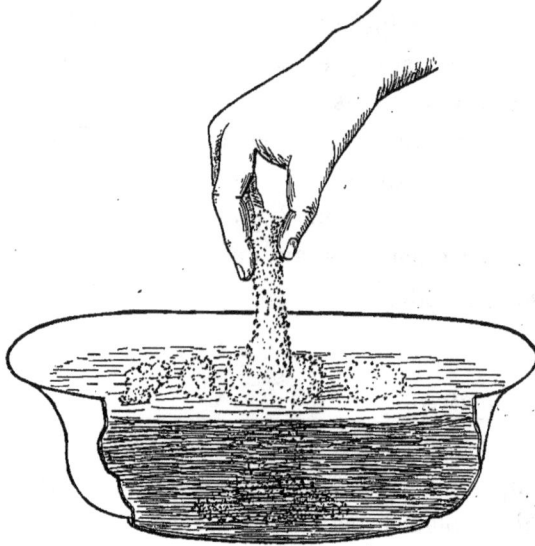

FIG. 23. — Pour faire la bouillie plâtrée il ne faut pas verser tout le plâtre en bloc dans l'eau, mais bien l'y mettre peu à peu.

La règle donnée un peu partout : quand le plâtre commence à surnager il y a assez de plâtre, est fausse; on obtient ainsi une bouillie beaucoup trop claire.

saupoudrant la surface de l'eau (*fig.* 23). **Vous attendrez que tout le plâtre soit dans l'eau avant de remuer le mélange**, et, quand il y sera, vous brasserez longuement. Vous ne mettrez les attelles dans la bouillie que lorsque celle-ci sera bien liée.

Si la bouillie vous paraît trop claire, vous pouvez ajouter du plâtre; mais si elle vous paraît trop épaisse, recommencez-la, car il est dangereux d'ajouter de l'eau; vous risqueriez de la *faire tourner*.

Servez-vous toujours d'eau froide sans sel quand vous faites un appareil qui doit rester en place; l'eau chaude et le sel ne doivent être utilisés que pour les moulages, car, si les plâtres ainsi faits sèchent plus vite, ils cassent aussi plus facilement.

Quelles sont les **proportions de plâtre et d'eau** à employer?

Elles dépendent de la qualité du plâtre et de la destination de la bouillie, aussi est-il impossible de formuler une règle invariable. Sachez seulement que la règle donnée un peu partout : s'arrêter quand le plâtre commence à surnager, est fausse; on obtient ainsi une bouillie beaucoup trop claire.

Le mieux est de **faire une répétition,** c'est-à-dire de gâcher à l'avance un peu de bouillie et de voir combien de temps elle met à sécher.

La bonne bouillie demande environ douze à quinze minutes pour devenir dure. Si celle que vous venez de faire met plus de temps, augmentez la quantité de plâtre; diminuez-la dans le cas contraire.

Ceci dit, voici les différentes proportions qui donnent de bons résultats avec un plâtre moyen :

Pour faire des bandes extemporanément : trois parties d'eau pour quatre de plâtre.

Pour préparer les attelles, la bouillie doit être plus épaisse : trois parties d'eau pour cinq de plâtre.

Pour raccommoder un appareil, au contraire, la bouillie doit être très claire : parties égales de plâtre et d'eau.

CHAPITRE III.

Choix de l'Appareil.

SOMMAIRE. — Il n'existe qu'un type d'appareil pour chaque partie du corps, ses dimensions seules varient. — Longueur à donner aux appareils.

Tout appareil plâtré, qu'il soit destiné à une fracture, à une déviation ou à une affection articulaire, devra remplir les conditions suivantes, elles sont nécessaires, elles seront suffisantes : être **solide** également dans tous ses points, **immobiliser** rigoureusement les parties osseuses qu'il recouvre et **ne pas blesser** le malade.

Donc, pour une même région du corps, tronc, membre inférieur, membre supérieur, il suffit de connaître la technique et de savoir appliquer un seul modèle d'appareil qui réunisse ces qualités : il conviendra dans tous les cas possibles.

De ce type unique vous pourrez ensuite tirer plusieurs variétés. Celles-ci ne différeront les unes des autres que par leurs dimensions plus ou moins grandes, c'est-à-dire par le nombre des articulations qui seront prises dans le plâtre; ainsi, un appareil pourra s'étendre de l'ombilic aux orteils, emprisonnant hanche, genou et cou-de-pied, ou bien n'immobiliser que deux articulations, hanche et genou, ou même qu'une seule, le cou-de-pied, par exemple.

Choisir le modèle à appliquer revient donc à *savoir où doit commencer le plâtre et où il doit finir*.

Ce choix de l'étendue à donner à l'appareil est chose capitale. C'est parce que trop souvent il n'est pas fait d'une manière judicieuse que l'on a des déboires et qu'on ne retire pas des appareils plâtrés tous les avantages que l'on est en droit de leur demander. Il suffit cependant d'observer le principe suivant pour être certain d'assurer à son malade une immobilisation rigoureuse et la conservation intégrale de la correction obtenue par le chirurgien.

Principe. — Quand vous voulez assurer l'immobilisation rigoureuse d'une articulation ou des deux fragments d'une fracture, vous devez prendre dans l'appareil au moins les deux articulations sus et sous-jacentes à l'articulation malade ou au trait de fracture.

Une erreur fréquente consiste à croire qu'il suffit d'envelopper de plâtre un segment de membre ou une articulation pour que tout mouvement leur soit impossible. Remuer avec cette cuirasse paraît irréalisable !

Il n'en est rien, car le malade, en déprimant sur les bords de l'appareil sa peau, son tissu cellulaire sous-cutané, ses muscles, mobilisera son articulation ou les deux fragments de sa fracture, comme le montrent nettement les figures 24, 25, 26. Pour éviter ces mouvements, il faudrait que l'appareil comprime fortement les parties molles ; or cela est impossible, sous peine de

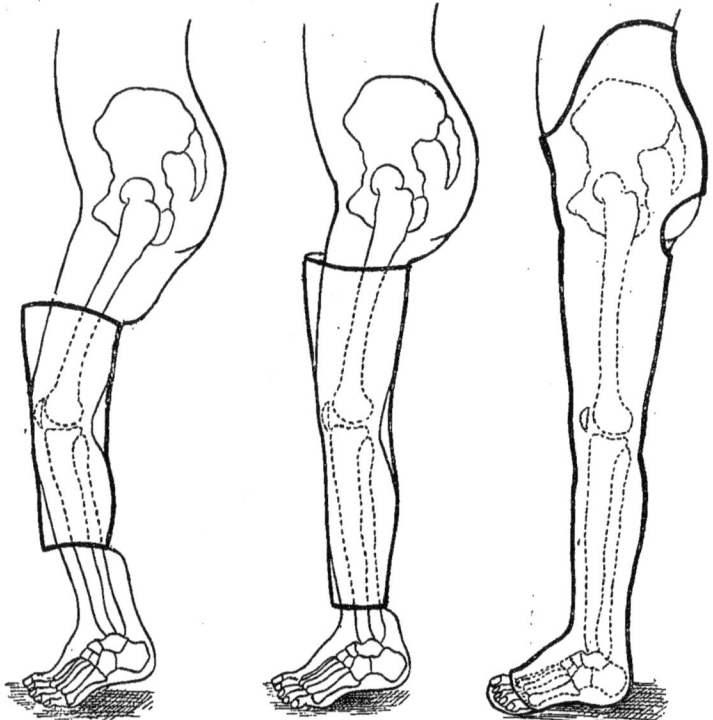

Fig. 24.   *Fig. 25.*   *Fig. 26.*

FIG. 24. — Genouillère trop courte. Les parties molles, en se déprimant, permettent la flexion du genou.

FIG. 25. — Appareil plus long, mais permettant encore une flexion assez marquée du genou.

FIG. 26. — Grand appareil enfermant les articulations sus et sous-jacentes et rendant la flexion impossible.

blesser grièvement le sujet. Mais, au contraire, si l'os est plâtré sur toute sa longueur, et avec lui les articulations dont il dépend, tout mouvement devient impossible, pourvu, bien entendu, que l'appareil soit exact et bien fait.

L'observation de ce principe vous entraînera souvent à construire des appareils très grands, enfermant plusieurs jointures. Pour une lésion du genou, par exemple, vous devrez prendre la hanche et le cou-de-pied dans un plâtre qui s'étendra de l'ombilic aux orteils.

Ne redoutez pas l'ankylose pour ces articulations; la légère raideur que vous pourrez constater au sortir de l'appareil n'est due qu'au manque d'exercice et disparaîtra promptement. Seule l'arthrite pourra créer des adhérences immobilisant à jamais l'articulation qui en a été le siège.

C'est ainsi qu'après une coxalgie, quand hanche, genou, cou-de-pied ont été plâtrés souvent pendant des années, le genou et le cou-de-pied conservent toujours leur mobilité que la hanche seule a perdue parce que là seulement siégeait l'arthrite.

Bien plus, comme les grands plâtres en assurant une immobilisation plus parfaite accélèrent la guérison et permettent un retour plus prompt à la vie normale, ils diminuent les risques d'ankylose pour les articulations malades. Donc, n'hésitez pas à en faire usage.

CHAPITRE IV.

Confection de l'Appareil.

SOMMAIRE. — Revêtement du malade. — Schéma de l'appareil. — Mise en place des bandes et des attelles. — Modelage. — Séchage. — Émondage.

Revêtement du malade.

C'est avant que le malade ne soit placé sur le pelvi-support ou à la suspension que vous lui mettrez le jersey, si c'est le revêtement dont vous usez. Rappelez-vous que celui-ci doit être bien tendu, veillez à ce qu'il ne fasse pas de plis et au besoin fixez-le par des épingles de sûreté.

Au contraire, si vous vous servez d'ouate, c'est seulement lorsque le malade est à la place qu'il doit occuper pour la confection de l'appareil que vous utiliserez les rouleaux préparés comme il a été dit page 23. Vous recouvrirez alors toutes les parties à plâtrer avec de l'ouate que vous déroulerez en couche uniforme et très mince[1], en ayant soin de ne pas laisser de peau à découvert et de ne pas faire de bourrelets.

---

1. Souvenez-vous qu'on doit voir la peau à travers l'ouate. Une si faible épaisseur est amplement suffisante; nous avons fait ainsi des plâtres à un enfant de trois mois : la peau n'a pas souffert le moins du monde et a parfaitement toléré l'appareil.

Si le sujet est trop maigre, vous pouvez placer double épaisseur d'ouate sur les saillies osseuses trop accentuées (crête iliaque, tête du péroné), ou, si vous usez de jersey, en mettre deux l'un sur l'autre; mais ne mettez jamais de gros paquets de coton ou des lames de feutre. **Ils provoquent les eschares au lieu de les éviter.** Et aux chirurgiens qui s'écrient : « Il y a une eschare et cependant nous avions bien matelassé. Que serait-il advenu si nous avions mis un capitonnage plus léger? » Vous pouvez répondre à coup sûr : « Il n'y aurait rien eu du tout, car ce qui provoque les plaies ce n'est pas le plâtre, mais bien le frottement; or, le revêtement, en se tassant, permet à l'appareil de glisser sur la peau. »

Schéma de l'appareil.

Sur le revêtement, vous allez appliquer l'appareil qui se compose :

1° **D'une bande plâtrée** enroulée sur le revêtement qu'elle fixe dans toute sa hauteur[1];

2° **D'attelles** fortement chargées de bouillie plâtrée qui sont l'armature de l'appareil;

3° **D'une dernière bande plâtrée** qui maintient l'ensemble;

4° **De bouillie plâtrée,** dont on badigeonne bandes et attelles; elle forme le mortier qui rend solidaires les unes des autres les différentes parties de l'appareil.

---

1. Il est nécessaire de mettre cette bande, même quand le malade est recouvert d'un jersey, parce que l'expérience montre que si on ne la met pas les attelles placées directement sur le revêtement provoquent des eschares.

Mise en place des bandes et des attelles.

Application de la première bande plâtrée.

Si vous usez de bandes plâtrées extemporanément, vous les emploierez au sortir même de la bouillie.

Si vous les avez préparées à l'avance, avec du plâtre sec, plongez-les, au fur et à mesure des besoins, dans de l'eau froide à laquelle vous pourrez ajouter une petite poignée de sel de cuisine.

Pour qu'elles s'imbibent convenablement et ne per-

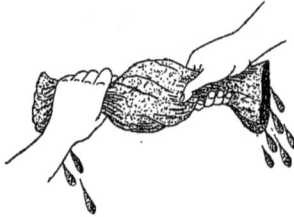

FIG. 27. — Mauvaise manière d'exprimer l'eau des bandes, le plâtre s'échappe par la tranche en même temps que l'eau.

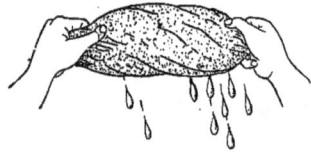

FIG. 28. — Bonne manière d'exprimer l'eau des bandes. Les mains placées à chaque extrémité du rouleau empêchent le plâtre de s'échapper.

dent pas leur plâtre, il faut les laisser une minute ou deux, **sans les toucher**, dans la cuvette où elles seront complètement recouvertes par l'eau salée. Elles sont suffisamment mouillées quand il ne se dégage plus de bulles d'air par leurs extrémités. Retirez-les alors, sous peine de les voir durcir et devenir inutilisables.

La bande ayant ainsi trempé ni trop ni trop peu, vous l'exprimez fortement pour chasser l'eau qui est en excès, mais ayez soin pour cela **de placer vos deux mains à chaque extrémité du rouleau.** Sans cette précaution, en effet, le plâtre s'échappe par la tranche en même temps que l'eau (*fig.* 27 et 28).

Votre bande est prête; vous l'enroulez autour du malade en commençant par l'une des extrémités du revêtement, chaque tour empiétant légèrement sur le précédent. Ne vous arrêtez qu'après avoir recouvert toutes les parties à plâtrer.

Ne serrez pas, mais faites plaquer exactement la bande sur les parties qu'elle recouvre. Point n'est besoin pour cela de suivre de règles savantes ni d'invoquer la géométrie : comme la bande mouillée est devenue souple, et qu'elle est large seulement de 25 centimètres, elle s'applique facilement et épouse d'elle-même la forme du corps. Évitez seulement de trop serrer et de faire des cordes [1].

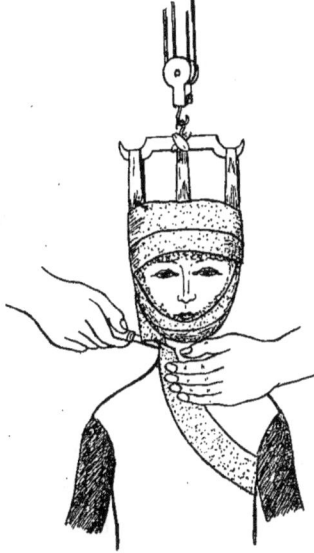

FIG. 29. — Quand une bande fait corde, on coupe la partie plissée et on fait ensuite plaquer avec la main les deux cornes résultant de l'incision.

Si cela se produit, le remède est facile : coupez d'un coup de couteau la partie plissée (*fig.* 29), vous pourrez ensuite étendre bien à plat les deux parties résultant de votre incision.

---

1. On dit que la bande fait corde quand, ne reposant pas à plat sur toute sa largeur, elle se plisse. Elle risque alors, en les comprimant, de blesser les parties sous-jacentes.

Manière de placer les attelles.

Avant de placer la première bande, vous avez préparé ou fait préparer par votre aide la bouillie plâtrée destinée aux attelles, et vous les y avez plongées en appliquant les règles suivantes :

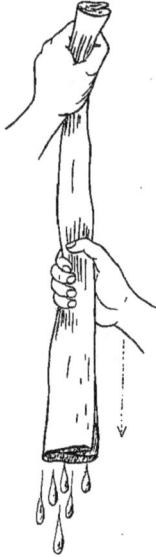

Les faire glisser tout doucement sous la bouillie de manière à les imprégner peu à peu, progressivement et non d'un bloc ;

Les bien étaler pour retrouver facilement leur forme quand vous les retirerez ;

Les plonger toutes dans la cuvette avant d'en sortir une seule : elles seront imprégnées de la même manière et l'appareil sera homogène ;

Enfin, les introduire dans l'ordre inverse de celui où elles doivent être utilisées : vous les retrouverez ainsi automatiquement et ne vous exposerez pas à saisir une attelle de jambe quand vous cherchez celle du dos.

Au moment d'utiliser une attelle, vous exprimez l'excès de bouillie qu'elle contient en la faisant glisser d'un bout à l'autre dans une de vos mains qui la presse légèrement (*fig.* 3o) ; puis, votre aide la tenant par une extrémité et vous par l'autre, vous l'étalez bien et l'appliquez sur le malade de manière à ce qu'elle ne fasse aucun pli ; vous la frottez alors légèrement de la main pour la mouler exactement sur le corps.

Fig. 3o. — Manière d'exprimer l'excès de bouillie contenu dans une attelle plâtrée.

De même que pour les bandes, si en un point quelconque l'attelle faisait corde, ou passait comme un pont
sans adhérer aux parties sous-jacentes, faites une entaille
sur ses bords (*fig.* 31 et 32) comme font les couturières

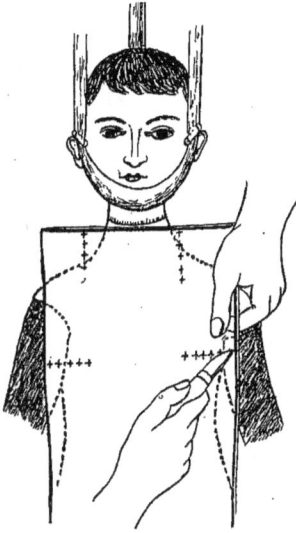

Fig. 31. — Attelle trop large; les bras et le cou l'empêchent d'é- pouser exactement la forme du corps; on coupe au niveau des parties soulevées.

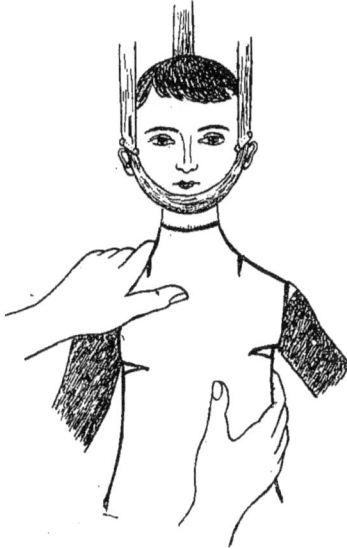

Fig. 32. — Avec la main, on fait plaquer l'attelle qui maintenant se moule sur le corps. Il n'est pas nécessaire d'avoir des attel- les taillées exactement aux di- mensions voulues.

quand leur étoffe ne s'adapte pas bien; il vous sera ensuite aisé de faire plaquer les deux lèvres de votre incision. Grâce à ces incisions, il n'est pas besoin d'avoir
des attelles taillées à un centimètre près aux dimensions
voulues, car étant peu épaisses elles peuvent se che-
vaucher et se mouler d'une manière parfaitement exacte
sur toutes les parties du corps.

Badigeonnage avec la bouillie plâtrée.

Après avoir placé les attelles, vous recouvrez la totalité
de l'appareil d'une bonne couche de bouillie; celle-ci sera
assez épaisse si la dessication, comme cela doit être, a
lieu plutôt lentement; gâchez-la assez claire au contraire,
si vous sentez l'appareil « prendre » trop rapidement.

Cette couche de bouillie est importante; *elle solidarise
entre elles les différentes parties de l'appareil et fait de
feuillets juxtaposés un bloc compact.*

Application de la dernière bande plâtrée.

Recouvrez ensuite la totalité de l'appareil avec une
bande plâtrée, avec deux si le malade est de grande taille.

Vous procéderez comme pour l'application de la première, mais en serrant un peu plus, surtout autour du
ventre. Ici encore évitez de faire des cordes.

Modelage.

Pour bien des chirurgiens, l'appareil étant ainsi bâti,
toute l'opération est terminée. Ils se lavent les mains
et abandonnent le plâtre à la « prise ».

Ne les imitez pas, car le moment le plus important de
votre intervention arrive seulement. Sans doute, vous
devez bien connaître le métier de plâtrier pour faire un
appareil solide et ne blessant pas, mais au travail de
manœuvre que vous avez fait jusqu'ici doit succéder
l'œuvre du médecin.

Le plâtre est encore mou, et les attitudes vicieuses,
les déviations dont l'appareil doit conserver la correction

peuvent se reproduire... Elles n'y manqueront pas si
vous abandonnez le malade avant que le plâtre ne soit

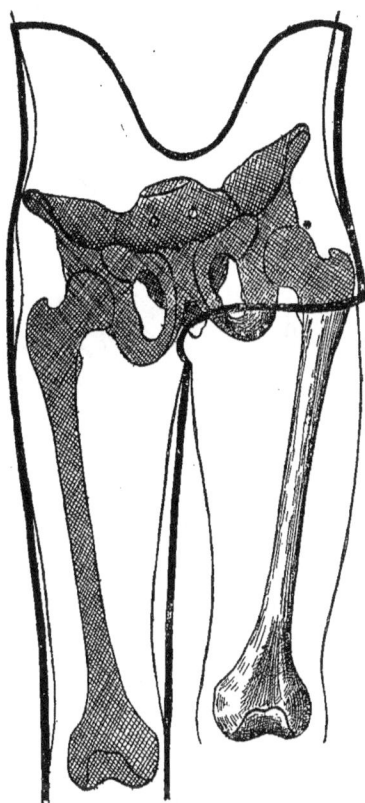

FIG. 33. — Appareil non modelé : le bassin peut basculer.

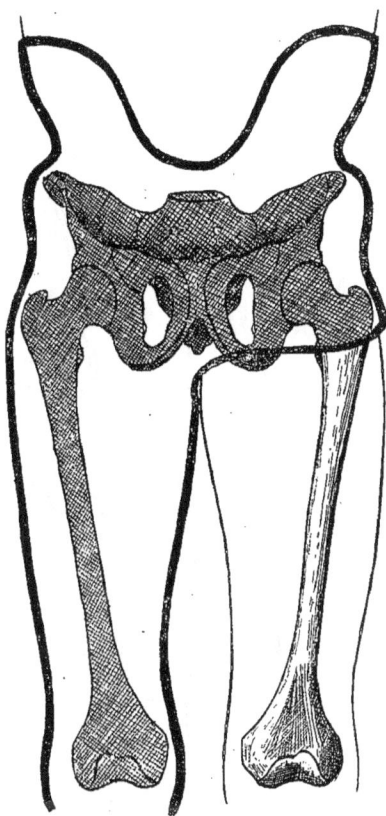

FIG. 34. — Appareil modelé sur les crêtes iliaques : le bassin ne peut plus bouger.

dur. En attendant ce moment, pour si fastidieux que cela
vous paraisse, il vous faudra maintenir le sujet en bonne
position, veillant à ce qu'il ne prenne pas de mauvaises
attitudes; et pour que vos efforts ne soient pas perdus,

vous modèlerez l'appareil. Vous serez sûr ainsi de retrouver intégralement, lorsque vous déplâtrerez le ma-

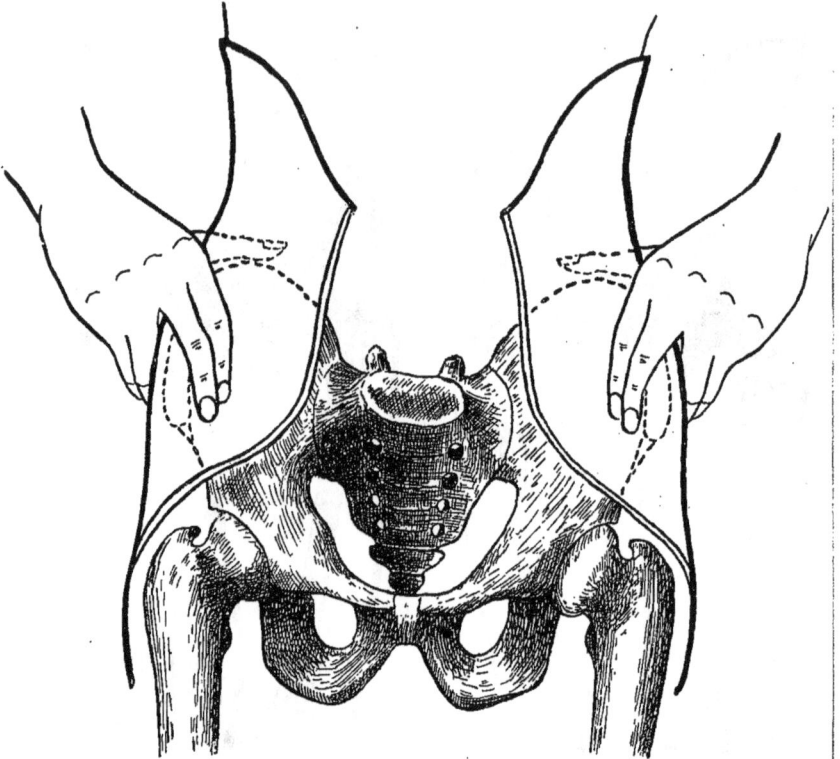

FIG. 35. — Position des mains pour le modelage du bassin. Les doigts
appuient *au-dessus* et *au-dessous* de la crête iliaque.

lade, la correction que vous aviez obtenue (*fig.* 33
et 34).

**Encastrer les saillies osseuses entre deux dépres-
sions**, tel est le principe du modelage (*fig.* 35, 36,
37 et 38). C'est le meilleur moyen d'éviter les eschares,
celles-ci se produisent par le fait des frottements de

l'appareil sur la peau ou de sa pression sur les os. Or,
un appareil bien modelé suit forcément les mouvements

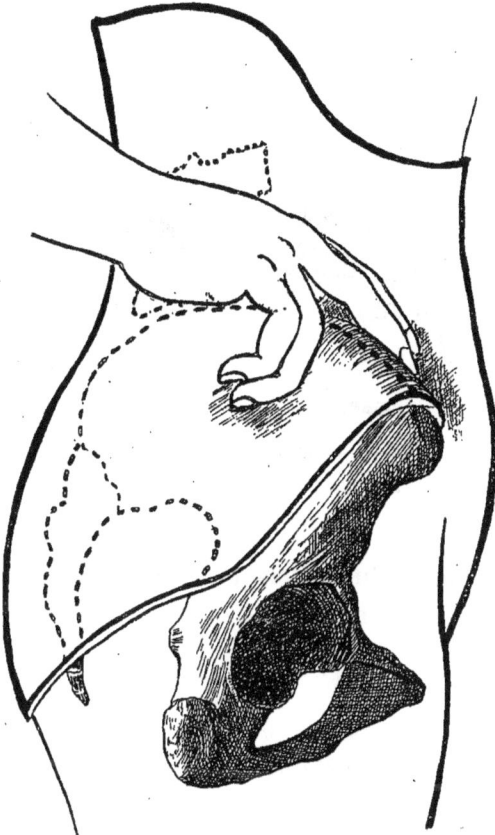

Fig. 36. — Modelage du bassin; vue de profil.

des parties qu'il recouvre; il ne frotte donc pas sur la
peau et de plus les saillies osseuses, se trouvant dans une
espèce de *poche de fontaine,* comme disent les bourre-
liers, ne peuvent être comprimées par le plâtre.

Il est parfaitement inutile, pour obtenir le maintien

d'une bonne attitude ou un modelage exact de l'appareil, que vous vous encombriez de tables orthopédiques, appareils très chers, car avec elles vous ferez des **plâtres à la confection.** Avec vos mains, instrument bon marché entre tous, vous ferez vos **plâtres sur mesure.**

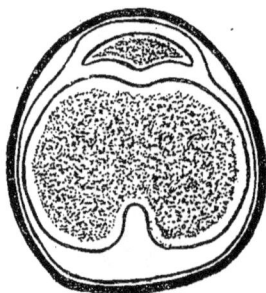

FIG 37. — Genou non modelé; le membre peut tourner dans l'appareil.

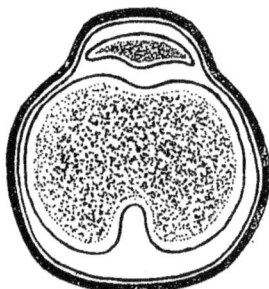

FIG. 38. — Genou modelé; le membre ne peut pas tourner.

La technique du modelage variant avec chaque appareil, nous la décrirons avec eux.

Séchage.

Vous reconnaîtrez que l'appareil est sec quand il résonne sous le doigt qui le frappe. Parfois, il ne sèche pas en même temps sur toute son étendue; aussi faut-il le percuter un peu partout et attendre que l'ensemble soit bien sec avant de lâcher modelage et correction.

Le séchage demande généralement de cinq à dix minutes, et il est bien des médecins à qui ce temps paraissant trop long chercheront à l'abréger. Ce sera une faute, car les plâtres qui sèchent le plus lentement sont aussi les plus solides.

Cependant, si vous êtes par trop pressé, vous pouvez, sans compromettre en rien la solidité de l'appareil, hâter la dessication par les procédés suivants :

1º Quand vous retirez les bandes de l'eau, les exprimer fortement ;

2º Faire plus épaisse la bouillie que vous déposez sur les attelles et sur la dernière bande ;

3º Quand l'appareil est terminé, le saupoudrer de plâtre sec ;

4º Faire flamber une cuvette d'alcool ou mettre le malade devant un bon feu ;

5º Sitôt l'appareil terminé, le couvrir d'attelles de tarlatane gommée sèche d'une seule épaisseur ou l'entourer avec une bande gommée sèche. Si vous vous servez d'attelles, vous les coupez aux dimensions de l'appareil, une pour le devant, une pour le dos ; faites-les bien plaquer en frottant avec la main (*fig*. 39) ; elles adhèrent en s'imbibant de l'eau plâtrée qui suinte

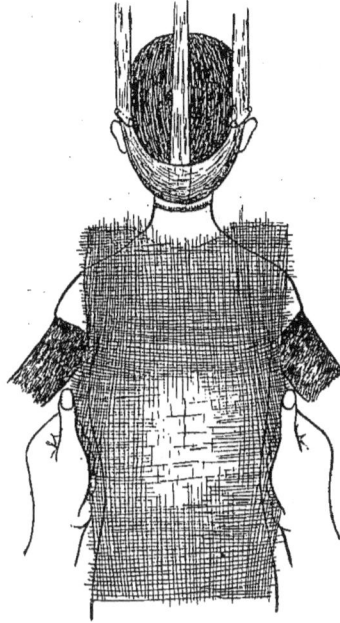

Fɪɢ. 39. — Pour faire sécher un appareil plus rapidement et pour lui donner un aspect plus agréable à l'œil, on applique, sitôt le plâtre terminé, une attelle de mousseline gommée d'une seule épaisseur. Ce procédé n'est pas recommandable.

à la surface. Avec des ciseaux, vous pratiquez sur les bords des encoches qui permettent un contact parfait de toute la surface.

Ce procédé a l'avantage de donner aux plâtres un aspect plus agréable à l'œil. C'est un « cache-misère ». N'en abusez pas cependant, car, sans rendre les appareils cassants, il diminue la rigidité du plâtre.

Les procédés suivants hâtent encore plus la prise du plâtre ; mais ils **nuisent à la solidité de l'appareil**, qui devient mou et friable les jours suivants. Ne les employez que pour les appareils provisoires, pour les moulages, par exemple :

1° Se servir d'eau chaude pour faire la bouillie et pour imbiber les bandes ;

2° Mettre une poignée de sel marin dans cette eau chaude.

Si l'appareil sèche trop vite, badigeonnez-le de bouillie très claire et n'exprimez que faiblement les bandes, si vous les avez plâtrées à l'avance. Mais surtout hâtez-vous pour avoir le temps de vérifier l'attitude du malade et de faire le modelage avant qu'il ne soit trop tard... Pour le prochain appareil, vous mettrez plus d'eau dans votre bouillie, et si déjà elle était très claire, vous changerez de marchand de plâtre.

Émondage.

Quand vous faites un appareil, **dépassez toujours largement les limites que vous lui destinez.** C'est le seul moyen d'avoir des bords réguliers comme épaisseur et comme solidité. Vous enlèverez ensuite l'excédent par une opération appelée *émondage*.

Il ne faut pas émonder l'appareil dès qu'il est sec, mais attendre un bon quart d'heure ou une demi-heure

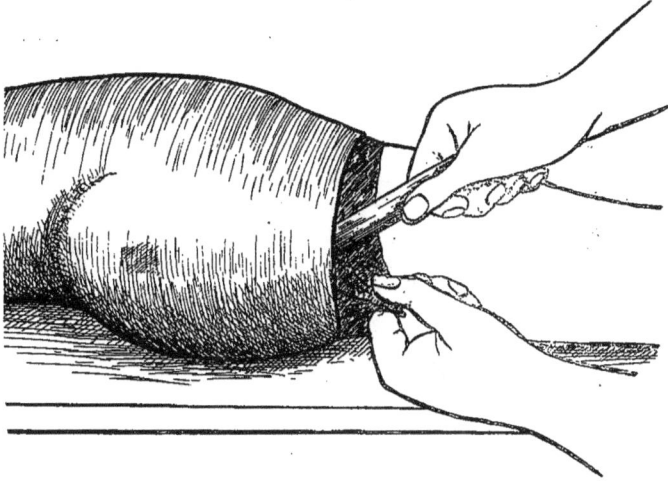

Fig. 4o. — Avant de faire les échancrures, on décolle le jersey qui
adhère au plâtre.

avant de le faire. Le plâtre sera alors plus résistant et vos sections plus nettes, sans bavures.

A ce moment faites seulement les dégagements nécessaires pour permettre aux membres non immobilisés de se mouvoir, et découvrez les orifices naturels. Ces échancrures ne doivent pas avoir, dès le début, leurs limites définitives; c'est seulement quarante-huit heures plus tard que vous les leur donnerez. Les premiers jours, en effet, l'appareil a une grande tendance à bâiller sur ses bords et, par la suite, il ne maintiendrait pas assez le malade.

4

Quand le malade est trop lourd, son poids risquerait d'écraser l'appareil si vous le retourniez avant que le plâtre ne soit complètement sec — c'est-à-dire avant vingt-quatre heures environ. Aussi, on le soulèvera, ou il se tiendra debout, s'il le peut, pendant que vous échancrerez le dos.

Ne vous servez pas de la cisaille pour émonder l'appareil : elle soulève le plâtre et en mâche les bords. Usez

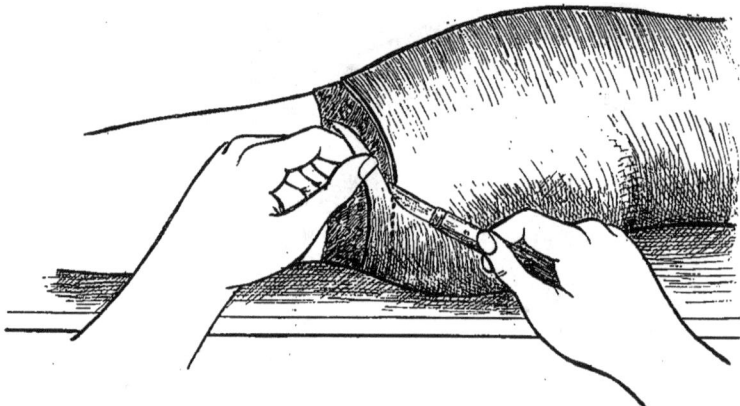

Fig. 41. — Pour faire les échancrures, il faut couper le plâtre et non le déchirer.

d'un couteau ou d'un canif quelconque, du tranchet si vous en avez un.

Pendant cette opération, vous risquez de couper le jersey — si c'est le revêtement que vous avez choisi, — car il adhère intimement au plâtre. Or, il est agréable aux malades qu'il soit plus long que l'appareil. Aussi, vous commencerez par le décoller (*fig.* 40), en tirant sur l'extrémité qui dépasse et en introduisant entre le jersey et le plâtre un instrument plat et long (couteau à papier, ou mieux, lame de couteau à dessert) qui les séparera l'un de l'autre.

Faites ensuite les échancrures. Pour cela, dessinez avec la pointe du couteau le trajet que vous devez suivre, — trajet que nous étudierons pour chaque cas dans les chapitres suivants, — puis incisez l'appareil depuis son bord jusqu'à la ligne ainsi marquée. Vous pourrez alors soulever le plâtre (*fig.* 41), ce qui vous permettra de surveiller la pointe du couteau. Continuez ensuite à couper suivant votre tracé, détachant une languette de plâtre, que vous tiendrez de la main gauche mais sans jamais tirer dessus, ce qui soulèverait les parties voisines de l'appareil, dont les bords ne seraient plus réguliers. **Il faut couper le plâtre et non le déchirer.**

Une fois les échancrures terminées, on transporte le malade dans son lit.

CHAPITRE V.

Vérification et polissage de l'Appareil.

Sommaire. — Echancrures et fenêtres définitives. — Consolidation.
Polissage.

Deux jours après la confection de l'appareil, vous revoyez le malade. A ce moment faites les échancrures et les fenêtres définitives, vérifiez la solidité de tous les points du plâtre pour consolider ceux qui sont faibles, et, enfin, polissez-le, si vous le jugez bon.

Echancrures et fenêtres définitives.

C'est en décrivant les différents appareils que nous donnerons les tracés de ces échancrures et de ces fenêtres définitives. Nous n'étudierons ici que la technique de leur exécution.

Tout d'abord, laissez de côté la cisaille, dont le travail est trop grossier. Elle soulève les parties voisines, les effrite et risque de produire des fêlures ou même des cassures dans l'appareil. Vous userez donc du couteau, et comme le plâtre sec est beaucoup plus dur que le premier jour, c'est ici que vous apprécierez à sa juste valeur un instrument à gros manche et à lame courte bien affilée.

Le plâtre étant complètement rigide, vous ne pouvez plus soulever un des bords de votre incision pour sur-

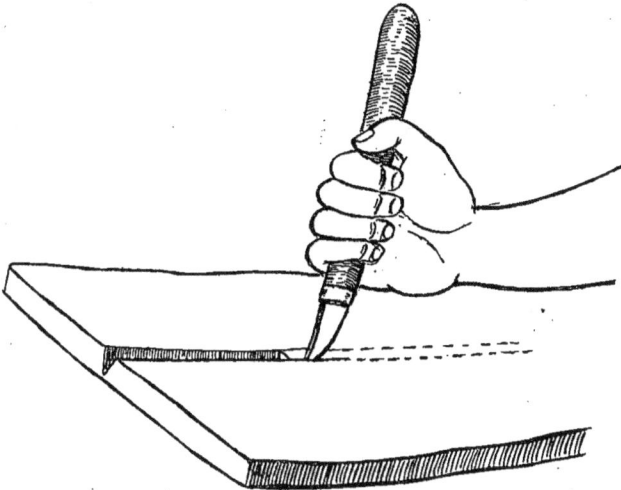

Fig. 42. — Pour couper un plâtre dur, il est commode de faire une rainure, on peut ainsi surveiller la pointe du couteau, et celui-ci n'est jamais coincé.

veiller la pointe du couteau. Cependant, il ne faut pas blesser le malade.

Usez alors du procédé suivant; il ne sera pas trop pénible pour vous et il sera de toute sûreté pour le patient :

Après avoir décollé le jersey, dessinez le tracé de l'incision à faire. Puis, entamez obliquement le plâtre de part et d'autre de ce trait, qui deviendra l'axe d'une rainure large d'un demi-centimètre à un centimètre (*fig.* 42). Raclez le fond, de temps en temps, avec la

pointe du couteau, revenez ensuite aux bords, que vous
taillez en biseaux, et creusez ainsi de plus en plus profondément, élargissant au besoin la rainure si vous n'en
distinguiez pas bien le fond. Arrêtez-vous dès que vous
apercevrez le jersey ou que vous ne sentirez plus de résistance sous la pointe du couteau, sensation qui s'acquiert par l'habitude. Si le plâtre était trop dur, vous
verseriez quelques gouttes d'eau ou mieux de vinaigre
dans la rigole amorcée.

Continuez ainsi tout le long du tracé; puis, d'un seul
bloc, soulez la partie du plâtre ainsi séparée de l'appareil et finissez en coupant les quelques fils qui la retien-
nent encore.

Consolidation.

Vous trouverez presque toujours des points où l'appareil n'est pas assez solide, soit que vous ne les ayez
pas bien recouverts de vos attelles, soit qu'ils aient été
mâchés et écrasés au contact d'un corps dur. Il vous faut
les consolider.

Pour cela, avec une bouillie très claire (parties égales
de plâtre et d'eau), recouvrez non seulement la région
à consolider, mais encore une assez grande surface tout
autour d'elle. **Humectez bien le plâtre ancien** de cette
nouvelle bouillie, car elle est *la colle* qui permettra aux
nouvelles attelles d'adhérer à l'appareil.

Prenez ensuite des carrés de tarlatane **d'une seule
épaisseur** (ayez soin de n'y pas laisser d'effilochures), et,
après les avoir trempés dans la même bouillie, étalez-les

soigneusement sur la partie fragile; veillez à ce que leurs bords ne se recroquevillent pas, comme ils ont toujours tendance à le faire. Placez ainsi trois ou quatre carrés qui débordent la surface à consolider. Puis, recouvrez-les de la même bouillie (devenue plus épaisse en séchant) et mettez cette colle en assez grande quantité pour cacher et noyer complètement leurs bords.

Attendez que ce crépissage soit bien sec avant de retourner le malade ou de commencer le polissage.

Polissage.

Le polissage d'un plâtre est une opération longue, une œuvre de patience où les femmes réussissent généra-

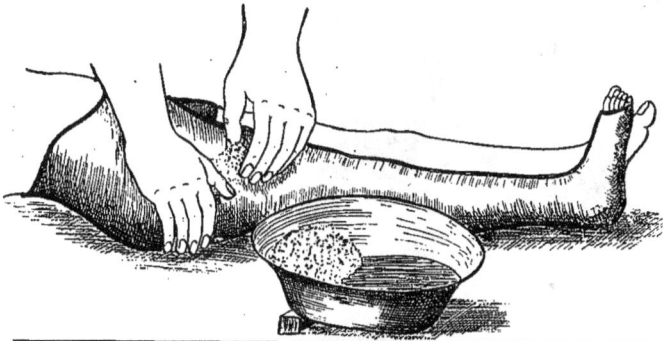

FIG. 43. — Polissage d'un appareil. Dans là partie soulevée de la cuvette, on voit le plâtre sec non encore gâché.

lement mieux que les hommes. Aussi, vous apprendrez à le faire à une de vos infirmières et vous ne lui ferez polir que les apparcils devant rester longtemps en place.

Les avantages du polissage sont les suivants :

1° Il empêche des débris de plâtre de se détacher de l'appareil et d'incommoder le malade dans son lit, sur sa gouttière, etc.;

2° Il supprime les aspérités, qui, à la longue, usent les draps, les chemises et les bas;

3° Il permet de nettoyer les appareils avec un tampon d'ouate imbibé d'eau, ce qui les conserve toujours propres;

4° Il leur donne, enfin, un aspect uni et verni agréable à l'œil.

Ne polissez pas vos appareils avec les divers produits proposés : amidon, vernis, peinture, etc. Nous les avons tous essayés, aucun ne nous a paru aussi bon qu'un mélange d'eau et de plâtre[1].

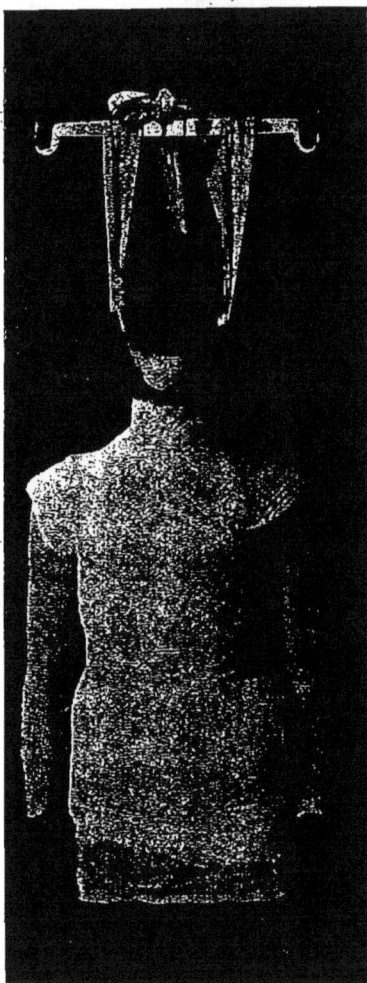

Fig. 44. — Appareil brut, non poli.

[1]. Si vous êtes très pressé, vous pourrez dès le premier jour, quand l'appareil est sec, le badigeonner avec de la mousse de savon.

Mais, si vous voulez avoir un joli résultat, servez-vous

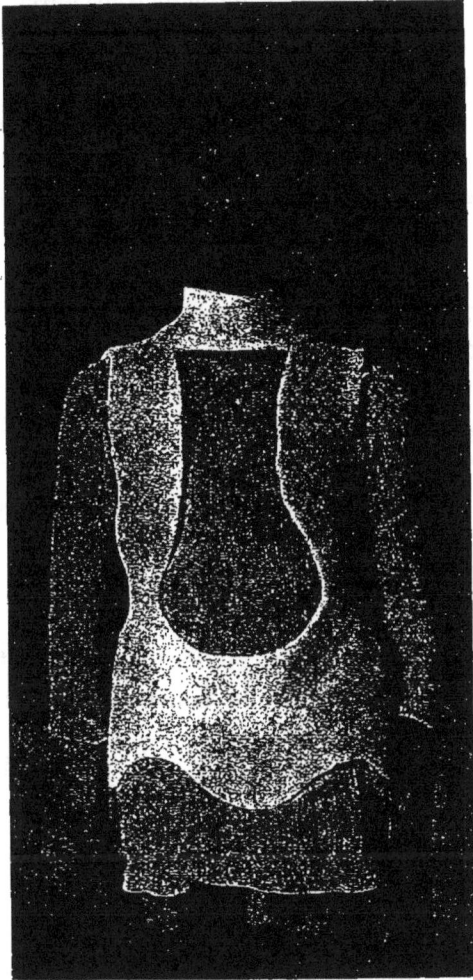

Fig. 45. – Appareil poli.

d'un plâtre très blanc et conservé à l'abri de l'humidité ;
sans cela, il jaunirait en séchant.

Vous procédez au polissage le second ou le troisième jour qui suit la confection de l'appareil, après avoir fait les consolidations nécessaires et attendu qu'elles aient bien séché. Avec un couteau, enlevez d'abord les plus grosses aspérités superficielles. Puis, avec une bouillie claire (parties égales de plâtre et d'eau), badigeonnez toute une face de l'appareil. Quand elle est entièrement humectée, mettez à l'abri de l'eau, dans un coin de la cuvette que vous tenez légèrement inclinée, une petite poignée de plâtre sec (*fig.* 43). Vous en prenez un peu du bout des doigts et, après l'avoir mouillé rapidement dans l'eau qui occupe la partie inférieure de la cuvette, **vous le gâchez légèrement, mais non complètement,** dans votre main. Vous l'étendez alors sur la surface de l'appareil en frottant vigoureusement celle-ci, comme si vous vouliez l'user avec la paume de la main. Cette bouillie, non homogène et assez épaisse, remplira les trous, nivellera les dépressions, et bientôt la main, qui, au début, passait sur des rugosités, glissera sur une surface lisse.

Avant que cette nouvelle couche de plâtre ne soit complètement sèche, ajoutez de l'eau dans la cuvette à bouillie, de manière à avoir une eau très légèrement plâtrée; trempez-y la paume de la main, que vous secouez un peu pour l'égoutter, et frottez vigoureusement la surface du plâtre : elle deviendra très luisante (*fig.* 44 et 45).

Attendez un quart d'heure ou une demi-heure avant de retourner le malade ou de le renvoyer. Puis ordonnez-lui de passer la journée dans son lit ou sur sa gouttière, car après le polissage l'appareil reste légèrement ramolli pendant quelques heures.

Le premier jour, le plâtre poli devient mat en séchant; ce n'est que cinq ou six jours plus tard que, grâce au frottement des habits, il redevient brillant ou prend des teintes de vieil ivoire.

Si, par la suite, l'appareil se salissait, il vous suffirait de le frotter avec un tampon d'ouate imbibé d'eau légèrement plâtrée pour lui conserver une blancheur immaculée.

CHAPITRE VI.

Comment enlever un Appareil plâtré.

Sommaire. — Bain préalable. — Manière de couper l'appareil. — Précautions à prendre pour la sortie de l'appareil. — Nettoyage du malade.

Bain préalable.

Lorsque vous devrez enlever un appareil plâtré, vous ordonnerez au malade, si cela lui est possible, de prendre un bain. Il en résultera un double avantage : pour vous celui de pouvoir sectionner le plâtre beaucoup plus aisément, et pour le patient celui de ne pas recevoir d'à-coup brusque quand vous ouvrirez l'appareil.

Ce bain sera tempéré (36-37°); il durera vingt minutes et le malade y sera plongé tout entier. Si vous n'avez pas de baignoire assez grande, vous vous ingénierez à trouver un dispositif permettant de mettre dans l'eau, sinon tout le corps du malade, au moins le plâtre entier.

C'est ainsi qu'une luxation congénitale double en première position sera placée debout dans le bain, un pied à la tête, l'autre aux pieds, l'enfant étant soutenu sous les bras (*fig.* 46).

Au sortir du bain, enveloppez le malade dans un ou deux peignoirs, roulez-le dans une couverture et, sans

l'essuyer, faites-le transporter dans une chambre bien
chaude. De la sorte, il ne peut pas se refroidir et vous
trouverez son corps brûlant quand vous lui ôterez son
plâtre.

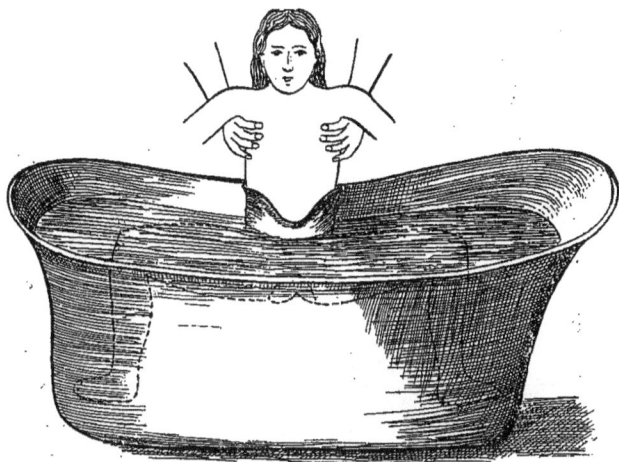

Fig. 46. — Avant d'enlever un plâtre, il est commode de donner
un bain au malade pour ramollir l'appareil.

Manière de couper l'appareil.

Quand le malade n'aura pas pris de bain, l'enlève-
ment de l'appareil sera difficile. Il faudra, pour l'ouvrir
sur toute sa longueur, une demi-heure ou trois quarts
d'heure, à moins que vous n'ayiez une cisaille à plâtre.

Si vous n'avez qu'**un couteau**, faites petit à petit une
rainure, comme il a été dit page 53, et pour être sûr de
ne pas atteindre la peau, respectez le jersey, que vous
couperez avec des ciseaux après avoir écarté les bords
du plâtre.

Si vous avez un davier de Farabeuf, vous pourrez, en écrasant et en tordant le plâtre centimètre par centimètre, procéder un peu plus rapidement.

Avec un sécateur, ce sera parfait, mais on y regardera à deux fois avant de vous le prêter à nouveau, car il

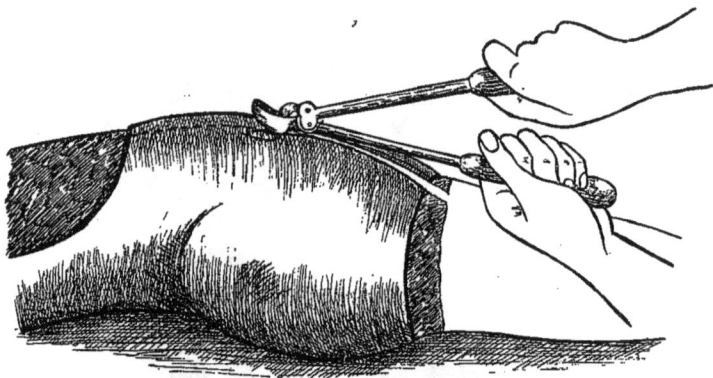

Fig. 47. — Manière de couper un plâtre avec la cisaille de Still.

aura besoin d'un aiguisage sérieux après votre opération.

Enfin, avec la cisaille de Still, vous avancerez rapidement. Elle coupera à la fois plâtre et revêtement (*fig.* 47) et ne blessera pas le malade si vous prenez les précautions suivantes :

Tenez-la de telle sorte que la lame qui travaille sous l'appareil soit bien parallèle au corps et surtout ne plonge pas vers lui. Avancez doucement et ne fermez la pince qu'après vous être assuré que vous ne prenez pas la peau. Evitez de diriger la cisaille vers des régions qui présentent normalement des ressauts brusques dus au relief d'un muscle ou d'un tendon (creux de l'aisselle, région interne du pli de l'aine, etc.).

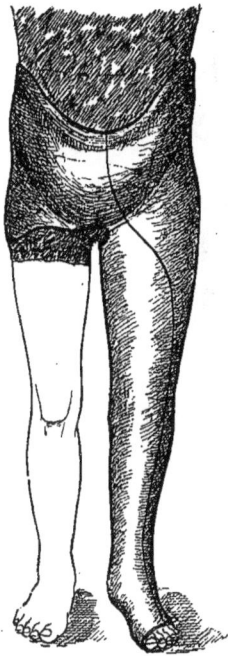

FIG. 48. — Lignes à suivre pour couper un grand appareil du membre inférieur.

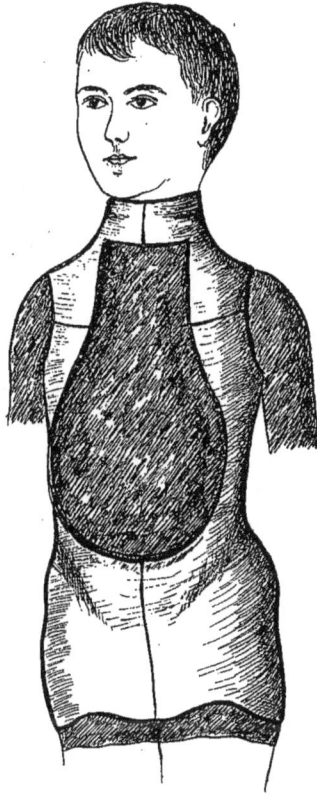

FIG. 49. — Lignes à suivre pour couper un corset plâtré.

Pour épargner toute douleur au malade, ne passez pas sur les points où le squelette fait saillie sous les téguments. C'est ainsi qu'à la jambe (*fig.* 48), il vaut mieux

couper sur la face externe que sur la face interne et surtout que sur la ligne médiane. Au genou, laissez de côté

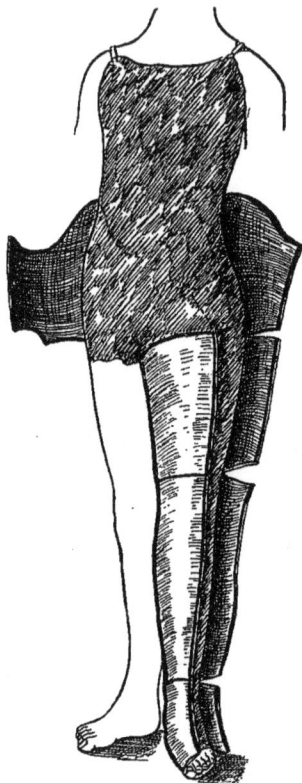

FIG. 5o. — Pour éviter de donner des secousses au membre
en retirant l'appareil, il est bon d'entailler le plâtre au niveau
des articulations.

la rotule. Au cou-de-pied, il vous sera difficile de ne
pas faire crier le malade, non que vous tranchiez dans
le vif, mais parce que la lame, serrée contre le squelette, écrase la peau. Cependant, en coupant un peu en

avant de la malléole externe et en avançant très doucement, millimètre par millimètre, vous pourrez agir
sans provoquer trop de douleurs. Malgré tout, si l'appareil était par trop serré à ce niveau et que vous ne
puissiez introduire la pince entre la peau et le revêtement, vous vous serviriez d'un couteau.

Pour un corset, vous suivrez les lignes indiquées dans
la figure 49.

Quand l'incision est terminée, vous écartez les bords
de la fente. Si le malade a pris un bain, c'est alors surtout qu'il en appréciera l'effet, car l'appareil, ramolli,
s'ouvrira sans secousses. Dans le cas contraire, vous
les éviterez, dans la mesure du possible, en faisant
des incisions transversales au niveau du genou et de la
hanche (*fig.* 5o). Ouvrez alors largement le plâtre, de
manière à ce que le membre soit bien dégagé.

Précautions à prendre pour la sortie de l'appareil.

Après vous être assuré que rien n'empêche le malade
de sortir de son appareil, soulevez-le en vous faisant
aider d'une ou de deux personnes et transportez-le sur
une autre table recouverte d'un drap bien chaud.

Veillez avec le plus grand soin à ce que les articulations qui étaient enfermées dans le plâtre ne plient pas.
Ne négligez pas surtout de rassurer le malade. Le tuteur
auquel il est habitué lui manque; il a peur, se raidit, et
il peut, — cela s'est vu, — sous l'influence d'une con-
traction musculaire trop subite, se briser lui-même un
os, si son tissu osseux est particulièrement fragile. D'ail-

5

leurs, les os, après un séjour prolongé dans l'appareil, sont toujours faibles, cassants; aussi, vous interdirez pendant quelques jours tout effort du membre déplâtré.

Nettoyage du malade.

La peau qui était sous le plâtre est recouverte des débris épithéliaux retenus par l'appareil; si vous devez immédiatement après remettre un nouvel appareil, vous la nettoyerez en la frottant doucement avec un tampon d'ouate imbibé d'éther.

Si le traitement par le plâtre est fini, vous vaselinez simplement la peau et, deux jours après, vous la frictionnez à l'éther et à l'eau de Cologne ou vous ordonnez un bain.

CHAPITRE VII.

Nettoyage.

Sommaire. — Comment nettoyer : le malade, — les mains du chirurgien, — les habits et les chaussures, — les cuvettes, — les planchers, — les tables, — les murs, — les robinets, — les conduites
d'eau. — Les vieux appareils.

La salle dans laquelle on vient de faire un appareil est
généralement souillée par de nombreuses éclaboussures
de plâtre. Il fallait aller vite : on a jeté de la bouillie de
tous côtés; malade, vêtements du chirurgien, plancher,
parois, tout est plus ou moins barbouillé.

Vous pourrez en partie éviter ces ennuis en recouvrant le plancher, la table et les murs de draps qu'on
envoie ensuite à la lessive; mais, comme malgré toutes
vos précautions vous aurez commis des dégâts, il faut
savoir les réparer.

Le malade.

En enduisant l'appareil de bouillie, vous en avez
laissé tomber sur des parties qui ne doivent pas être
plâtrées. Il faut les nettoyer avant que le plâtre, devenu
sec, n'adhère trop intimement à la peau et surtout aux

poils. Aussi, pendant que l'appareil finit de sécher, en
attendant le moment de l'échancrer, frottez ces gouttes

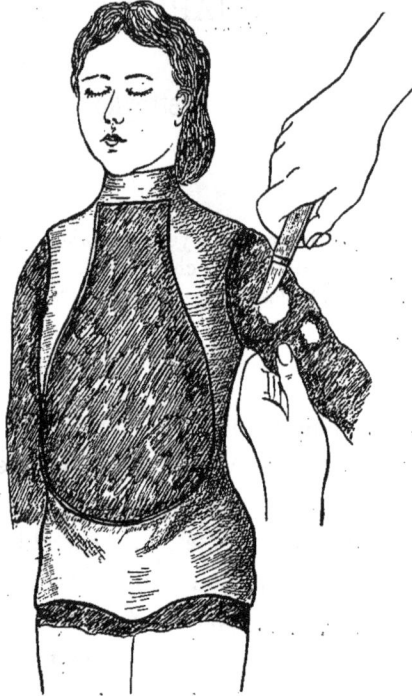

Fig. 51. — Pour enlever le plâtre qui adhère au jersey, on le frotte
avec la lame d'un couteau. Il faut avoir soin de faire fermer les
yeux au malade, car le plâtre est projeté assez loin.

et ces placards avec un tampon imbibé d'eau tiède ou
d'eau de Cologne.

Le plâtre qui tombe sur les poils des organes génitaux
est particulièrement douloureux à enlever; aussi prenez
bien soin, au début de l'opération, de les mettre à l'abri
sous le revêtement. Chez les adultes, rasez même cette
région. Ils vous en seront d'autant plus reconnaissants

qu'ils auront été plâtrés une première fois sans cette précaution.

Si c'est à des enfants que vous avez affaire, surveillez leurs mains; elles traînent toujours dans les cuvettes ou sur les appareils et se chargent ainsi de plâtre dont ils remplissent ensuite leurs yeux en se les frottant, car ils pleurent très souvent, de peur quand ce n'est pas de mal.

Le plâtre qui a souillé le jersey tombera dans le lit et gênera le malade. De plus, il fait des taches peu esthétiques. Enlevez-les quand elles sont bien sèches en frottant avec la lame d'un couteau le jersey que vous tendez de la main gauche (*fig.* 51). Le plâtre ainsi enlevé peut être projeté assez loin, aussi recommandez au patient de fermer les yeux et ne tenez les vôtres qu'à demi ouverts.

Les mains du chirurgien.

Le plâtre, en séchant, colle aux poils du dos de la main et de l'avant-bras; l'enlever est un travail et souvent un véritable supplice

Pour vous en débarrasser, plusieurs procédés sont bons :

1° Avant de commencer l'appareil, enduisez mains et avant-bras de vaseline. Le plâtre n'y adhérera pas et vous n'aurez ensuite qu'à vous laver à l'eau courante, puis à vous dégraisser avec de l'eau chaude et de l'éther.

2° Sitôt la confection du plâtre terminée, et avant de commencer le modelage, passez vos mains sous l'eau d'un robinet. Le plâtre, encore mou, s'enlève tout seul, et celui que vous récolterez ensuite partira facilement.

3° Le plâtre est sec et il adhère à vos poils.—Gâchez un peu de bouillie assez claire et enduisez-en vos mains et vos avant-bras; sous son influence, le plâtre déjà dur se ramollira et vous l'enlèverez facilement et sans douleur sous un robinet.

Celui qui est resté attaché aux ongles disparaît par un brossage sérieux sous le robinet.

Enfin, certains chirurgiens à la peau particulièrement sensible font de la dermite sous l'influence du plâtre; si un vaselinage sérieux ne suffit pas à les préserver de cet ennui, ils devront se servir de gants de caoutchouc, modèle Chaput : le plâtre ne les abîme pas et il suffit ensuite de les laver et de les brosser à l'eau chaude.

Les habits et chaussures.

S'il tombe du plâtre sur vos habits, ne vous hâtez pas de l'enlever : il ne brûle pas, il n'abîme pas les couleurs et il ne tache pas, pourvu que vous attendiez pour le faire disparaître qu'il soit bien sec. Il suffira alors de le brosser et, au besoin, de le gratter un peu avec l'ongle.

Vos souliers sont-ils parsemés de larmes de plâtre? laissez-les sécher, puis frottez-les avec un tampon d'ouate ou mieux avec de la tarlatane gommée.

Les cuvettes.

Si vous n'avez pas vidé immédiatement les cuvettes dans lesquelles vous avez gâché le plâtre, celui-ci forme un bloc adhérent aux parois; au premier abord, il paraît impossible de le détacher.

Cette opération deviendra très facile, au contraire, si vous recouvrez ce bloc adhérent d'eau froide et le laissez

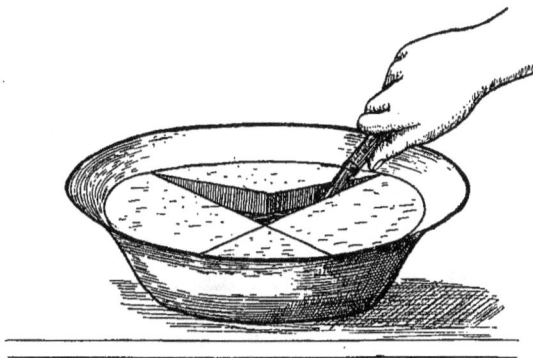

FIG. 52. — Si le plâtre adhère au fond de la cuvette, coupez-le en croix.

détremper un moment. Une lame de couteau introduite alors entre le plâtre et la cuvette le soulèvera générale-ment d'une seule pièce. S'il ne se détache pas encore, coupez-le en croix sur toute son épaisseur et les qua-tre segments ainsi formés s'enlèveront d'eux-mêmes (*fig.* 52).

Les planchers, murs, tables.

Attendez toujours que le plâtre soit sec, puis frottez-le avec un chiffon imbibé d'eau chaude; si cela ne suffisait pas, brossez avec une brosse de chiendent également trempée dans l'eau chaude.

Les robinets.

Vous les nettoierez facilement en les essuyant avec
un linge mouillé. Ayez soin de bien enlever le plâtre
qui peut être resté sur les pas de vis.

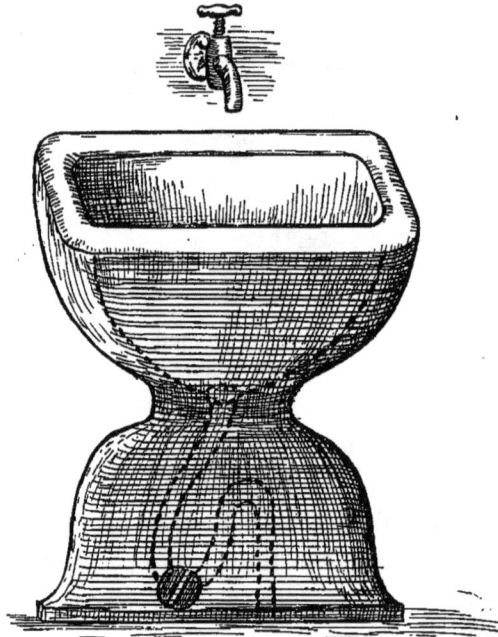

FIG. 53. — Évier avec conduite à siphon munie d'un regard pour
éviter l'engorgement des tuyaux par le plâtre.

Les conduites d'eau.

Le plâtre les engorge facilement; aussi, ne versez
jamais dans l'évier la bouillie en excès, mais jetez-la
dans un seau.

De plus, pour éviter que le plâtre qui tombe de vos mains ne bouche les conduites, laissez une cuvette à demeure sous le robinet. Vous jetterez ensuite dans un seau le dépôt qui s'y formera.

Enfin, pour délayer ce qui malgré tout aura été entraîné, vous laisserez couler le robinet pendant un certain temps.

Si vous faites souvent des appareils, adaptez à votre évier une conduite à siphon munie d'un regard à sa partie inférieure (*fig.* 53). Le plâtre se déposera à la partie déclive du siphon et il vous sera aisé de l'évacuer par le regard.

Les vieux appareils.

Vous vous en débarrasserez, soit en les enterrant, soit en les brûlant dans un four.

DEUXIÈME PARTIE

TECHNIQUE

CHAPITRE VIII.

Appareils du membre inférieur.

GRAND APPAREIL DU MEMBRE INFÉRIEUR ALLANT DE L'OMBILIC AUX ORTEILS.

SOMMAIRE. — Ce qu'il faut avoir. — Manière de mettre le revêtement. — Manière de placer le malade sur le pelvi-support. — Technique de l'appareil. — Manière de placer le malade sur la table. — Modelage. — Attitudes vicieuses à éviter. — Echancrures.

Ce qu'il faut avoir.

Revêtement. — Un jersey; ou de l'ouate; ou un caleçon et une chaussette.

Bandes plâtrées. — 2 pour un enfant;
4 pour un adulte,

Cinq attelles :

2 larges pour la ceinture	Longueur : 20 centimètres de plus que la circonférence externe du bassin ;
	Largeur : la distance de l'ombilic au pubis.
3 longues pour le membre	Longueur : celle du membre, des orteils à l'épine iliaque antéro supérieure ;
	Largeur : 2 centimètres de plus que la demi-circonférence du membre, mesurée au milieu de la cuisse.

Plâtre. — 3 kilos pour un enfant de dix ans ;
4 kilos pour un adulte.

Un pelvi-support.

Manière de mettre le revêtement.

Si vous vous servez d'un jersey, posez-le sur le malade de telle sorte que les manches se trouvent chacune

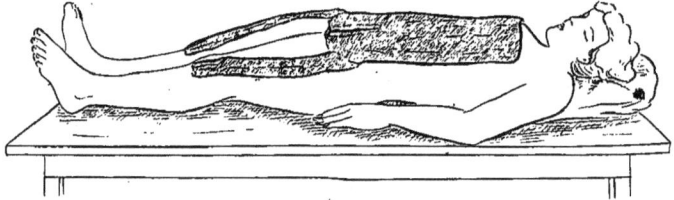

Fɪɢ. 54. — On pose d'abord le jersey sur le malade et on coupe la manche qui correspond à la jambe saine.

sur une jambe, que le col corresponde au pubis et la ceinture au cou (*fig.* 54). Coupez alors au niveau de l'entournure (*fig.* 55) la manche qui est sur la jambe saine (si vous ne prenez pas la précaution de placer ainsi le jersey, vous vous tromperez neuf fois sur dix et vous couperez la manche qu'il fallait conserver).

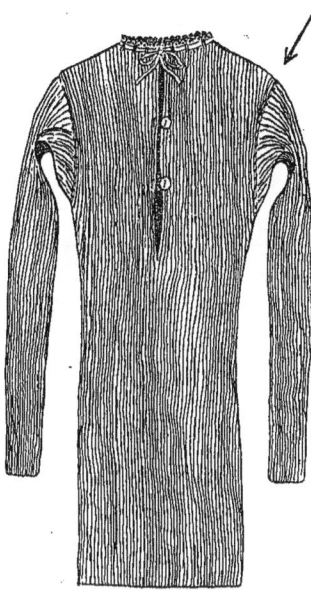

FIG. 55. — Jersey en coton. On coupe au niveau de l'entournure la manche qui correspond à la jambe saine.

Le malade passe ensuite ses jambes dans le corps du jersey ainsi renversé, enfile la jambe saine dans l'emmanchure coupée et l'autre jambe dans la manche laissée en place (*fig.* 56). Remontez alors le jersey aussi haut que possible et serrez à fond la coulisse qui entoure le col. Puis, avec deux épingles de sûreté, réunissez sur les épaules le bord antérieur et le bord postérieur du jersey, qui se trouvera ainsi fortement tendu et se moulera bien sur le corps.

Généralement, la manche laissée en place est trop
courte pour recouvrir tout le membre. Prenez alors celle

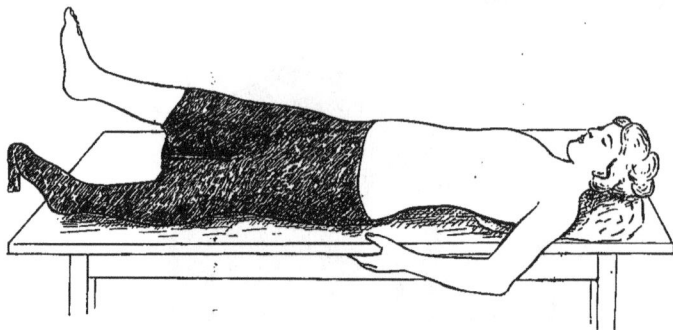

FIG. 56. — Le malade passe ses jambes dans le corps du jersey
renversé, puis enfile la jambe saine dans l'emmanchure coupée,
l'autre jambe dans la manche laissée en place.

que vous avez coupée et ajoutez-la à la suite de la première (*fig.* 57), mais veillez à ce que le joint des deux ne

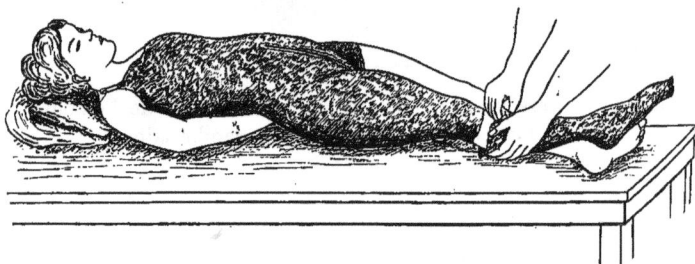

FIG. 57. — Si la manche du jersey laissée en place est trop courte
pour recouvrir tout le membre, vous complétez le revêtement avec
la manche déjà coupée.

se fasse pas sur une saillie osseuse (tête du péroné ou
malléoles).

Si vous avez choisi l'ouate comme revêtement, dispo-
sez-en (quand le malade sera sur le pelvi-support) une

mince couche, depuis la ligne mamelonnaire jusqu'aux
orteils. Cachez les organes génitaux et, quand vous passez sous le bassin, soulevez le malade pour bien recouvrir la partie qui repose sur le pelvi.

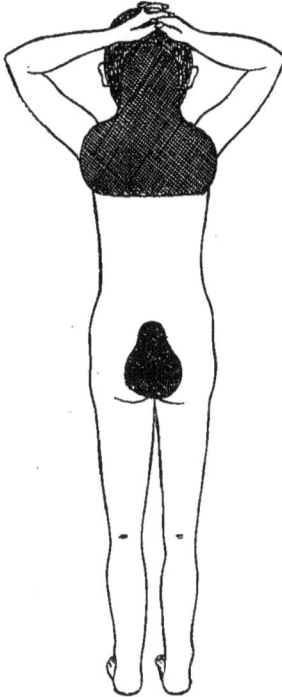

Fɪɢ. 58. — Parties qui doivent reposer sur le pelvi-support.

Manière de placer le malade sur le pelvi-support.

La tête et les épaules du malade seront bien calées,
mais la pièce qui les supporte ne doit pas descendre
au-dessous des épines de l'omoplate. — Les ischions dé-

borderont légèrement par en bas le support destiné au
bassin (*fig.* 58). — Les pieds seront soutenus par un
aide ou par le dossier d'une chaise.

**Le malade doit se sentir en sécurité sur le pelvi-
support.** Il peut prendre un point d'appui sur la table
avec les mains, cela lui donne confiance.

S'il souffrait, l'aide qui soutient les pieds tirerait fortement sur le
membre sensible. Cette traction diminue beaucoup la douleur et doit
être continuée pendant toute la confection et toute la dessication de
l'appareil.

Technique de l'appareil.

Pendant que vous mettiez le jersey au malade et que
vous le placiez sur le pelvi-support, un aide a préparé
les bandes plâtrées et a gâché le plâtre.

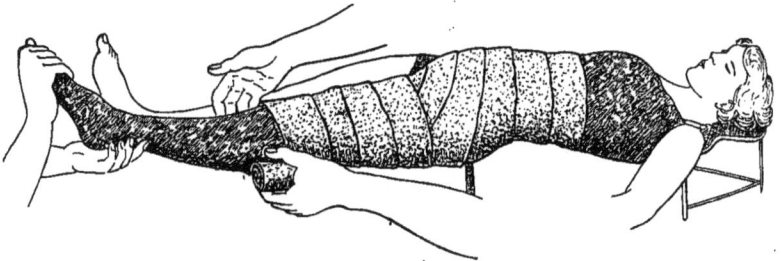

FIG. 59. — Mise en place de la première bande plâtrée.

Première bande plâtrée[1]. — Vous vous placez du côté
du membre malade et, avec une bande plâtrée, vous
recouvrez de circulaires le corps du patient : d'abord le
tronc, au-dessous de l'appendice xiphoïde, puis le membre
malade jusqu'à l'extrémité des orteils (*fig.* 59). Soule-

1. Voir page 38.

vez le bassin quand vous passez dessous, car il est
mieux de ne pas englober dans l'appareil le pelvi-support pour si étroit qu'il soit.

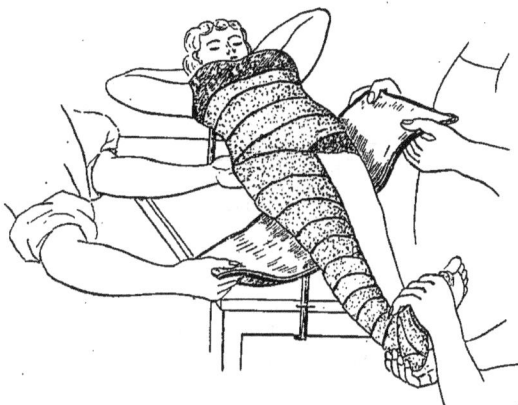

Fig. 60. — On glisse la première attelle-ceinture entre le pelvi-
support et le malade.

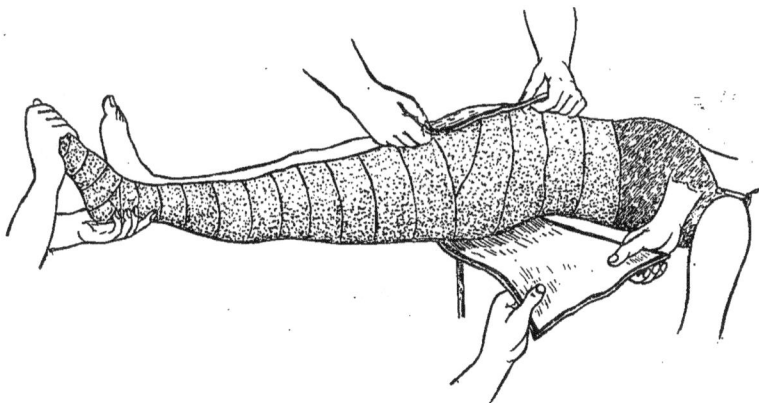

Fig. 61. — Mise en place de la première attelle-ceinture, elle descend
au-dessous de la ligne bitrochantérienne.

Première attelle-ceinture. — Vous la faites passer —
par dessous le tronc du malade — à votre aide placé

6

en face de vous. Puis, la tenant chacun par une de
ses extrémités, vous en glissez le milieu entre le bas-

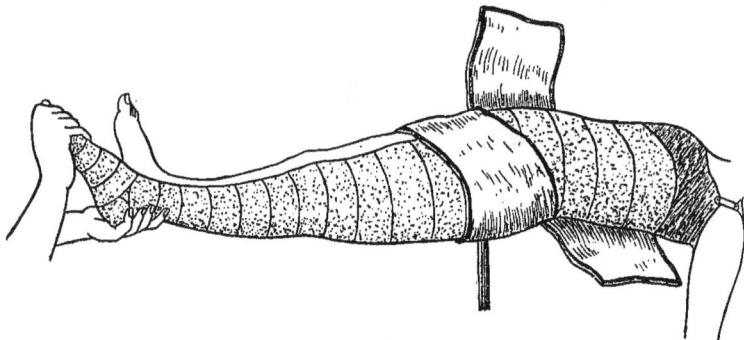

FIG. 62. — Mise en place de la deuxième attelle-ceinture, elle remonte
jusqu'à l'appendice xiphoïde.

sin et le pelvi (*fig.* 60). Tendez-la alors de votre mieux
en longueur et en largeur, assurez-vous qu'elle **déborde**

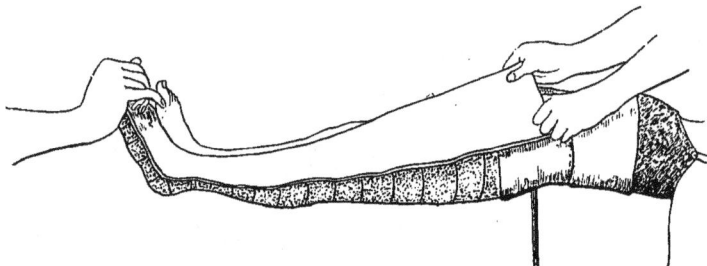

FIG. 63 — Mise en place de la première attelle du membre.

**par le bas de 4 ou 5 centimètres la ligne bitrochanté-
rienne** (*fig.* 61), puis rabattez-en les deux chefs sur le
ventre en serrant légèrement.

Deuxième attelle-ceinture. — Vous la placez de la
même manière, mais plus haut : **son bord supérieur
doit correspondre à l'appendice xiphoïde** (*fig.* 62).

Première attelle du membre. — Vous mettez une de ses extrémités sur le dos du pied, son bord dépassant

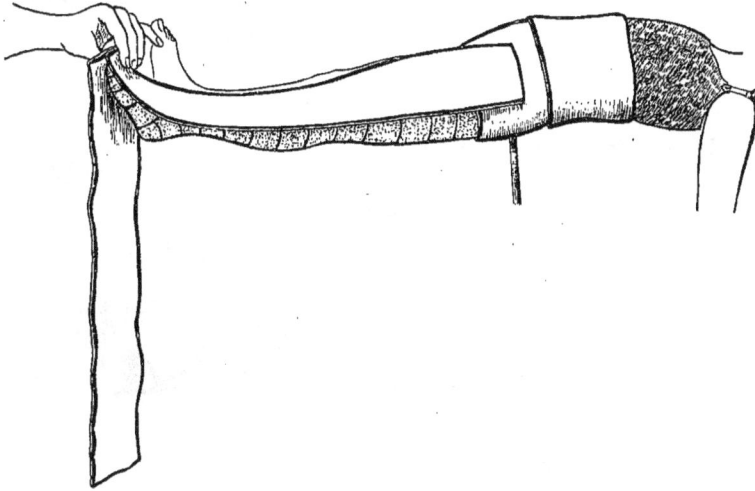

FIG. 64. — Deuxième attelle du membre. Placée d'abord sur la face plantaire du pied, elle pend verticalement.

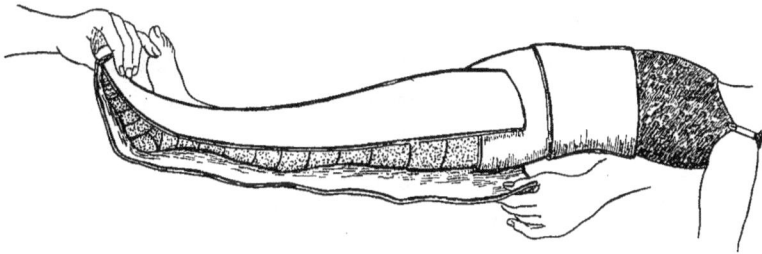

FIG. 65. — On rabat ensuite l'attelle sous le membre.

légèrement les orteils (l'aide qui soutient les pieds la maintient en place en saisissant à la fois le pied et l'attelle), vous l'étendez ensuite sur la face antérieure de la jambe et de la cuisse (*fig.* 63).

Deuxième attelle du membre. — Vous appliquez une de ses extrémités sur la face plantaire des orteils; elle se trouve pendre verticalement (*fig.* 64). Vous la repliez alors sous la jambe et la cuisse, en la tendant légèrement et en l'étalant (*fig.* 65).

En caressant ces attelles avec la main, vous les modelez sur les parties sous-jacentes.

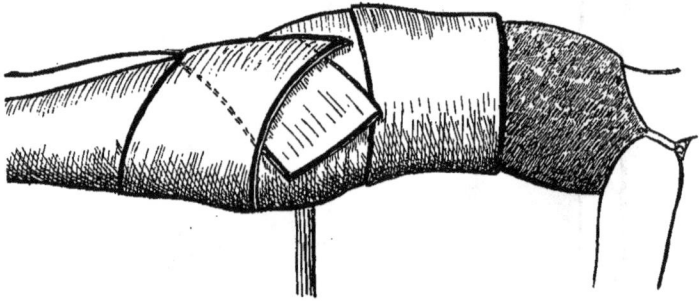

Fig. 66. — Dernière attelle placée en cravate à la racine du membre.

Troisième attelle du membre. — **Elle est placée en cravate à la racine du membre**, car l'appareil casserait à ce niveau si vous ne preniez la précaution de le renforcer.

Cette attelle (*fig.* 66), partie de l'épine iliaque antérosupérieure du côté malade, descendra vers la partie interne de la cuisse en suivant le pli de l'aine. Puis, passant sous le membre, elle remontera le long de sa face externe pour aller se terminer au voisinage du nombril. Elle se recouvre ainsi elle-même au niveau du pli de l'aine. Par son bord interne, elle affleure aux organes génitaux et cache l'ischion.

Dernière bande plâtrée. — Pendant qu'un aide **enduit tout l'appareil de bouillie plâtrée**, vous placez la dernière bande exactement comme la première. Cependant, serrez-la un peu plus fortement, surtout au niveau du bassin; de plus, à la racine du membre, jetez un tour en cravate, c'est-à-dire suivant le trajet de la dernière attelle placée.

Ayez soin de soulever le malade, pour ne pas prendre le pelvi avec cette dernière bande.

Cache-misère. — Si vous voulez mettre un cache-misère[1], c'est le moment de l'appliquer.

Coupez pour la ceinture deux attelles de la largeur de l'appareil et d'une longueur égale à la demi-circonférence du bassin. Appliquez-en une devant, une derrière. Coupez également, pour la jambe et la cuisse, deux attelles aux dimensions du membre, et placez-les devant et derrière.

Manière de placer le malade sur la table.

Sitôt l'appareil terminé, descendez le malade de son pelvi et placez-le sur une table, le modelage sera plus facile à faire.

Pour éviter, en le soulevant, de briser l'appareil au pli de l'aine, **ne laissez pas fléchir la cuisse sur le bassin** et portez-le comme il est dit page 246.

Si vous le couchiez tout entier sur la table, l'appareil s'aplatirait et comprimerait plus tard les muscles; aussi, placez-le de manière à ce que les membres inférieurs dépassent le bord de la table et mettez un oreiller assez mou sous le bassin.

1. Voir page 48.

Modelage.

Modelez l'appareil sur le bassin, le genou et l'ischion, mais soignez surtout le modelage du bassin, qui est le plus important.

Bassin. —Vous devez encastrer entre deux dépressions du plâtre la saillie osseuse formée par la crête iliaque.

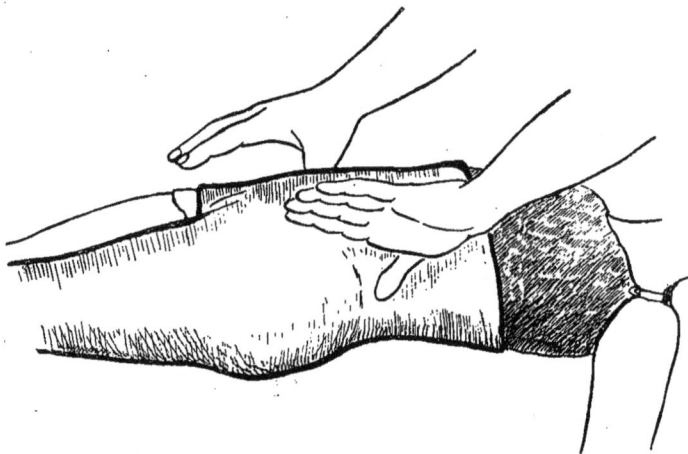

Fig. 67. — Modelage du bassin : premier temps.

Pour cela, mettez-vous à la hauteur des épaules du malade, dont vous regardez les pieds. Avec vos mains en pronation forcée (*fig.* 67), le pouce écarté au maximum de l'index, — dans cette position le pouce se dirige en arrière et l'index en avant, — sentez le relief de la crête iliaque, nettement perceptible à travers le plâtre encore mou. Puis, vos doigts épousant la courbure de

cette crête, déprimez fortement l'appareil **au-dessus de
l'os et non sur lui.** En même temps, avec l'annulaire

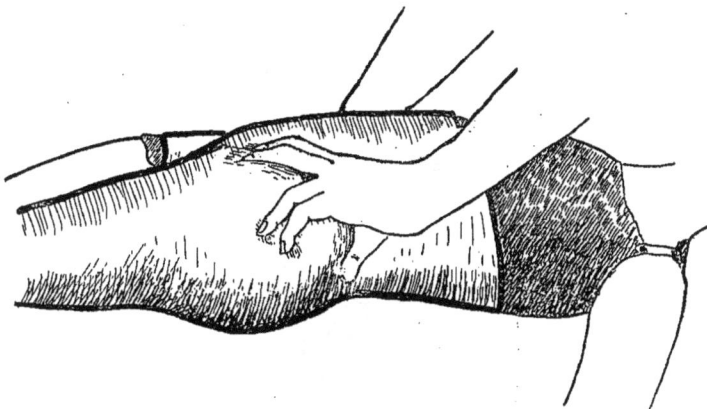

FIG. 68. — Modelage du bassin : deuxième temps. Les doigts pressent
au-dessus et *au-dessous* de la crête iliaque et *non sur* l'os.

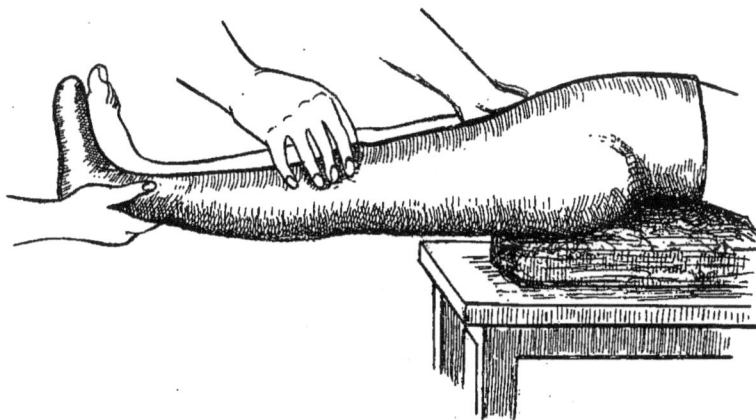

FIG. 69. — Modelage du genou et de l'ischion.

et le petit doigt repliés, pressez dans les fosses iliaques externes (*fig.* 68; voir aussi les *fig*. 35 et 36).

Votre prise doit être telle que **vous n'appuyiez sur au-**

cune saillie osseuse, mais seulement au-dessus et au-
dessous de la crête iliaque.

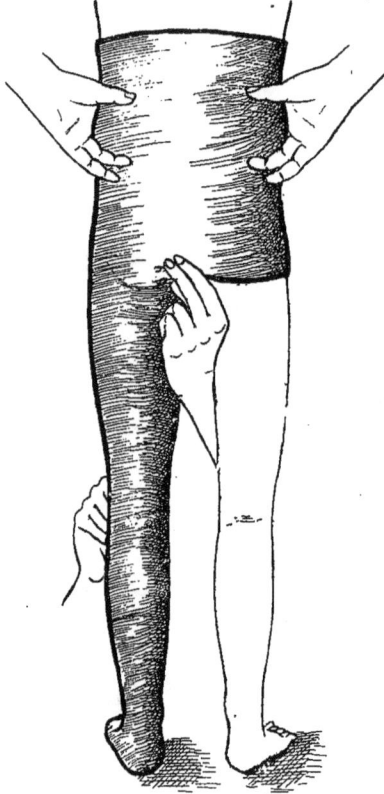

Fig. 70. — Position des mains pour le modelage d'un grand appareil
du membre inférieur (vue postérieure).

Genou. — Posez la main à plat sur la jambe, de telle
sorte que la rotule se trouve entre l'index et le pouce
écartés l'un de l'autre, et de ces deux doigts déprimez
légèrement le plâtre (*fig.* 69).

Ischion. — Glissez une main de bas en haut le long de la face interne de la cuisse jusqu'à ce qu'elle soit arrêtée par la saillie de l'ischion. (Votre geste doit être semblable à celui du tailleur qui prend mesure d'un pantalon.) Arrivé sur cet os, appuyez avec la pulpe de vos doigts écartés autour de lui, mais non sur lui (*fig.* 70).

Attitudes vicieuses à éviter.

Continuant le modelage, attendez sans bouger la prise du plâtre. Mais, pendant ce temps, vérifiez que le

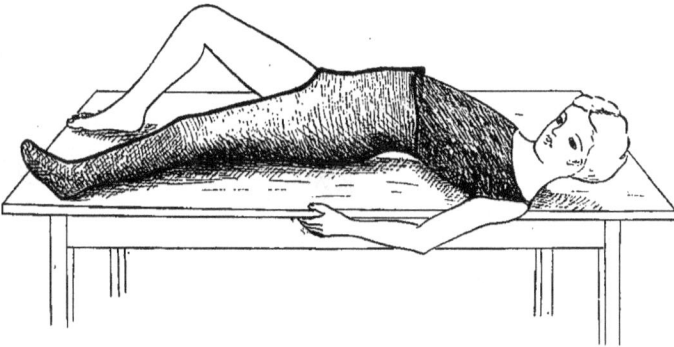

Fig. 71. — Si vous abandonnez le plâtre *à la prise* sans maintenir une attitude correcte, le malade fléchira son pied et son genou, s'ensellera et en penchant le tronc de côté déformera la ceinture.

membre est bien dans la position que vous désirez et qu'il ne prend pas d'attitudes vicieuses (*fig.* 71 et 72).

Vous devez constater que :

Le **pied** fait un angle droit sur la jambe, sans abduction ni adduction ;

Le **genou** est en rectitude. Evitez l'hyperextension, la flexion, le *genu varum* et surtout le *genu valgum* (fréquent);

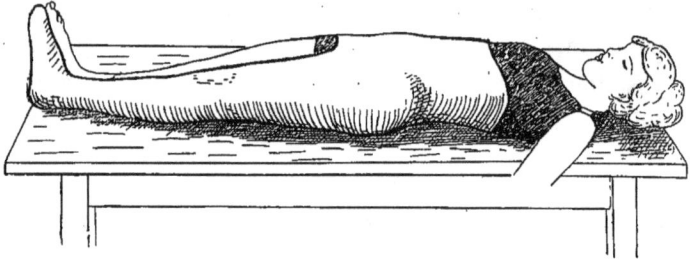

Fig. 72. — Attitude correcte que doit avoir un membre plâtré.

Le **tronc** est rigoureusement droit, sans inclinaison à droite ou à gauche (généralement le malade a tendance à se pencher du côté du membre plâtré); il n'y a pas d'en-

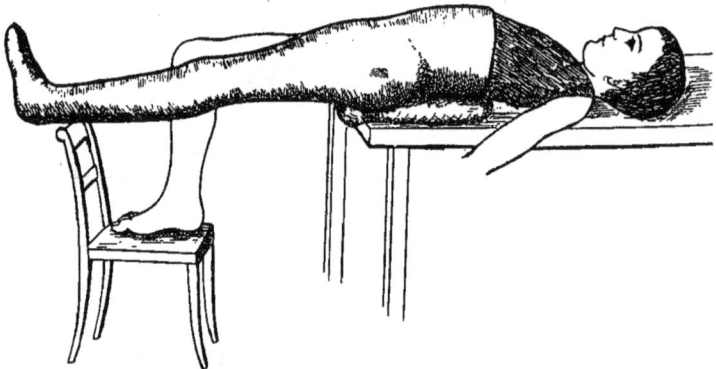

Fig. 73. — Le plâtre sèche mieux dans le vide. Il est bon de mettre un coussin sous le siège pour empêcher la ceinture de s'aplatir.

sellure **lombaire**, c'est-à-dire que vous ne pouvez pas passer votre main entre la table et les reins du malade;

La **cuisse saine** est étendue dans la rectitude, sans

flexion et sans abduction, ce qui soulèverait ou élargirait la ceinture plâtrée.

Quand l'appareil est dur (*fig.* 73), posez le pied sain sur un tabouret, le pied plâtré sur le dossier d'une chaise, et attendez encore une bonne demi-heure avant de remonter le malade sur la table et de faire les échancrures.

Échancrures[1].

Pour échancrer commodément l'appareil, il faut que le corps du malade repose tout entier sur la table. Vous

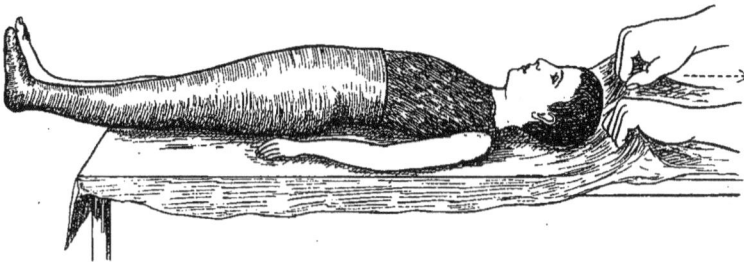

Fig. 74. — Pour ramener le malade sur la table, il suffit de tirer l'alèze sur laquelle il repose.

l'y ferez glisser sans heurt en tirant simplement le drap sur lequel il repose (*fig.* 74).

A ce moment-là, vous ferez seulement au plâtre des échancrures insuffisantes, *indicatrices*. Ce n'est que deux ou trois jours plus tard que vous les compléterez en suivant les *trajets définitifs* que voici (*fig.* 75 et 76).

1. Voir pp. 49 et 52.

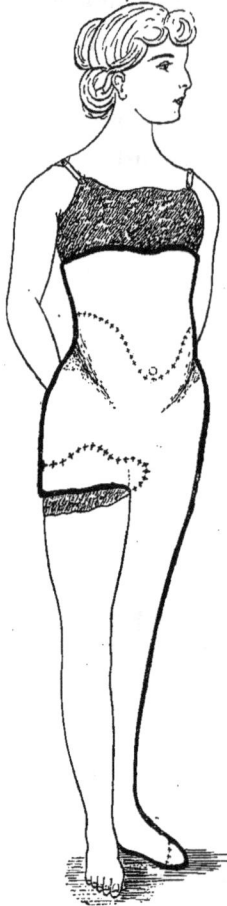

Fig. 75. — Tracé des échancrures définitives (vue antérieure).

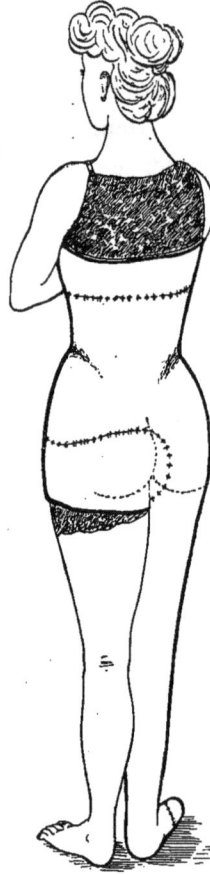

Fig. 76. — Tracé des échancrures définitives (vue postérieure).

Bord supérieur de la ceinture plâtrée (devant). —
Votre incision dessinera une courbe à convexité inférieure qui, sur les côtés, passera à deux ou trois tra-

vers de doigts (suivant la taille du sujet) au-dessus des
dépressions des crêtes iliaques, et qui, sur la ligne médiane, viendra dégager l'ombilic.

Bord inférieur de la ceinture plâtrée (devant). —
L'incision partira du bord inférieur du pubis.

Du côté du membre plâtré, elle suivra un trajet, à
concavité interne, qui dégagera les organes génitaux.

Du côté du membre sain, vous couperez d'abord
horizontalement; puis, invitant le malade à fléchir la
cuisse, vous ferez une encoche à concavité inférieure
au point où, dans ce mouvement de flexion, le droit antérieur et le couturier viendront faire saillie. Cette encoche devra être suffisante pour permettre à la cuisse une
flexion presque à angle droit (80°).

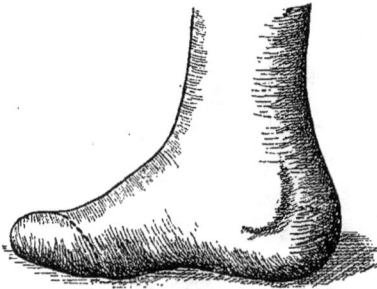

FIG. 77. — Ligne à suivre pour échancrer le pied de l'appareil.

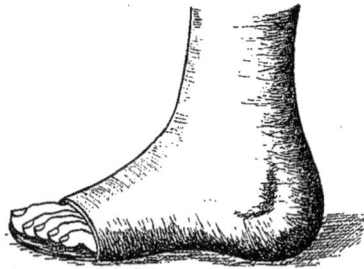

FIG. 78. — Pied échancré.

Pied. — *Sur la face plantaire*, laissez le plâtre déborder de un demi-centimètre le bord supérieur des
orteils. Il reste ainsi une semelle qui en soutenant les
draps et les couvertures soulage beaucoup le malade.

Sur la face dorsale, dégagez les orteils jusqu'aux

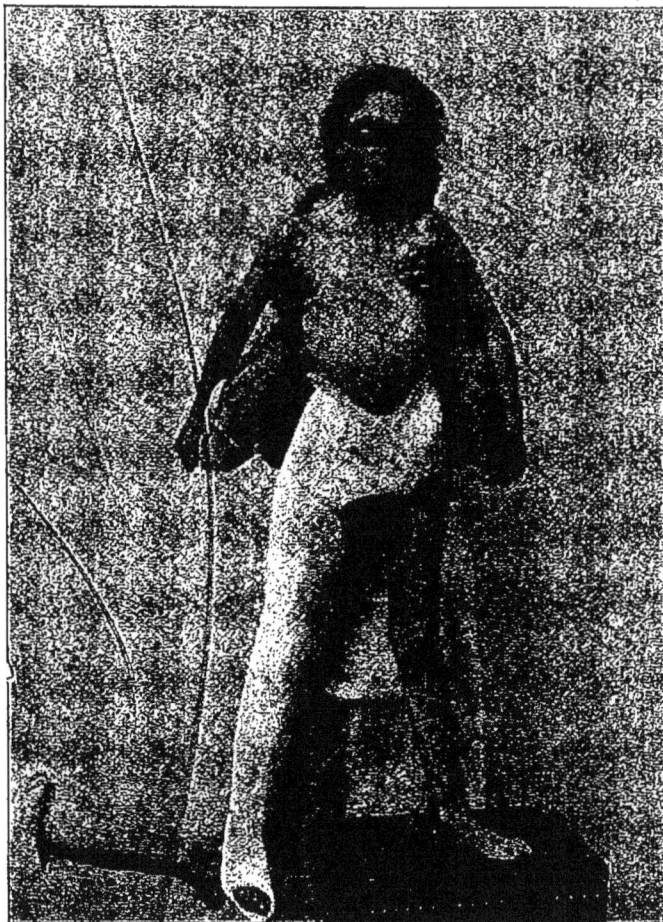

FIG. 79. — Grand appareil du membre inférieur (vue antérieure).

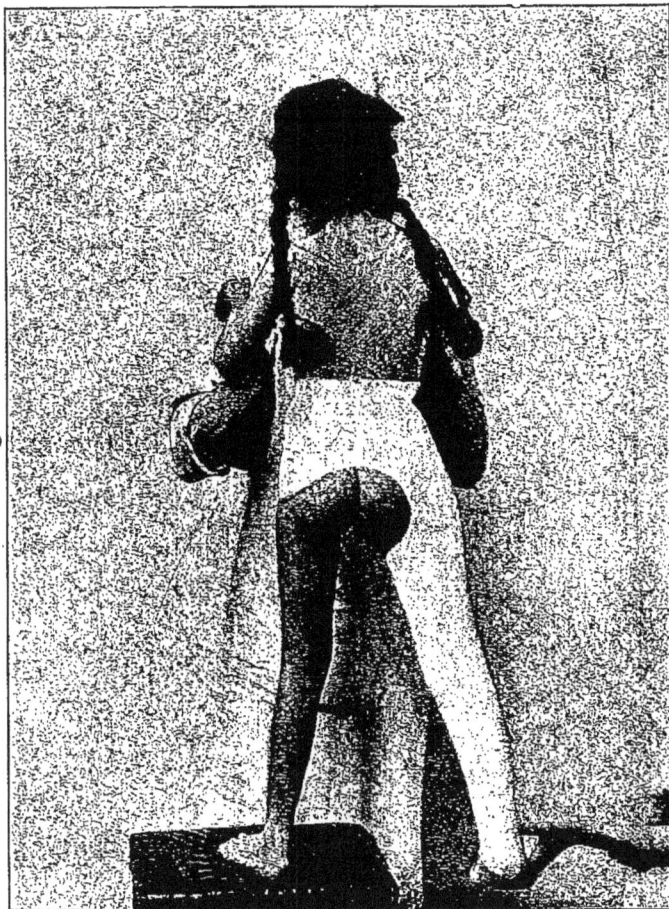

Fig. 80. — Grand appareil du membre inférieur (vue postérieure).

sillons interdigitaux (*fig.* 77 et 78) par une incision oblique de haut en bas et de dedans en dehors.

Bord supérieur de la ceinture plâtrée (dos[1]). — Rejoignez par une incision droite les extrémités de l'échancrure antérieure.

Bord inférieur de la ceinture plâtrée (dos). — Glissez la main sous l'appareil et repérez la pointe du coccyx. Ce point sera le départ de l'échancrure qui, du côté sain, rejoindra en ligne droite l'incision antérieure. Du côté malade, elle dégagera la fesse par une courbe à concavité interne, allant se perdre dans le sillon génito-fémoral. Cependant vous laisserez cachée sous le plâtre la partie externe des fessiers (*fig.* 79 et 80).

Quand les échancrures provisoires sont terminées, vous faites transporter le malade dans son lit.

Deux jours plus tard, quand l'appareil est tout à fait sec, vous lui donnez ses limites définitives et vous procédez à la consolidation et au polissage de l'appareil (voir p. 52).

---

1. Si le malade est trop lourd, ne le couchez pas sur le ventre dès le premier jour, vous risqueriez d'écraser la ceinture plâtrée. Faites-le soulever ou qu'il se tienne debout.

APPAREIL MOYEN DE HANCHE ALLANT DE L'OMBILIC AU-DESSOUS DU GENOU.

Ce qu'il faut.

Les mêmes matériaux que pour un grand appareil du membre inférieur, mais deux des attelles destinées au membre seront plus courtes ; leur longueur sera égale à la distance de l'épine iliaque antéro-supérieure aux malléoles.

Technique.

Vous faites cet appareil comme le précédent, mais en arrêtant le revêtement, les circulaires de bande plâtrée et les attelles du membre au niveau des malléoles.

Échancrures.

La ceinture s'échancre comme celle du grand appareil. Vous dégagez le pied par une incision circulaire passant à deux travers de doigt au-dessus des malléoles.

Particularités.

Il peut arriver que le bord inférieur de cet appareil blesse le malade soit en avant, soit en arrière.

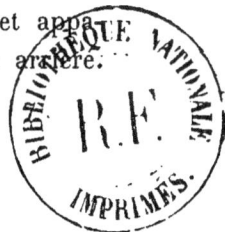

Ne raccourcissez pas le plâtre, mais au niveau du point douloureux faites une incision verticale de 4 ou 5 centimètres dont vous écartez légèrement les bords (*fig.* 81).

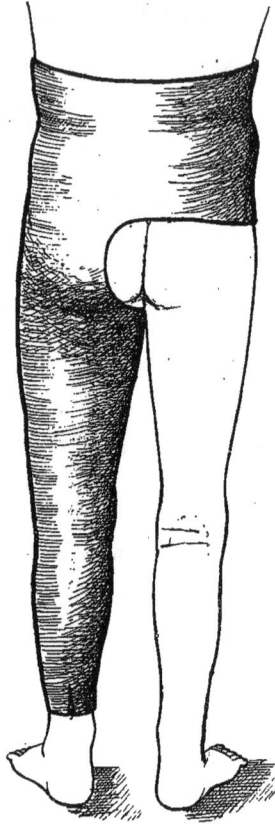

Fig. 81. — Appareil moyen de hanche. Si l'appareil blesse en arrière, au niveau du tendon d'Achille, on fait une fente verticale.

PETIT APPAREIL DE HANCHE LAISSANT
LE GENOU LIBRE.

Ce qu'il faut.

Les mêmes matériaux que pour un grand appareil du
membre inférieur, mais coupez plus courtes deux des
attelles destinées au membre et donnez-leur une longueur
égale à la distance qui sépare l'épine iliaque antéro-
supérieure du milieu de la jambe.

Technique.

La même que pour le grand appareil du membre inférieur, mais arrêtez revêtement, circulaires et attelles
au milieu de la jambe et non au-dessus du genou
comme vous seriez tenté de le faire (*fig.* 82).

Échancrures.

Vous échancrerez la ceinture comme celle d'un grand
appareil.

Au niveau du genou, vous limitez l'appareil en avant
et sur les côtés à une horizontale passant par le sommet
de la rotule (*fig.* 83). En arrière, dégagez le creux po-

plité par une incision à convexité supérieure que vous remontez assez pour que le malade puisse fléchir la jambe à angle droit.

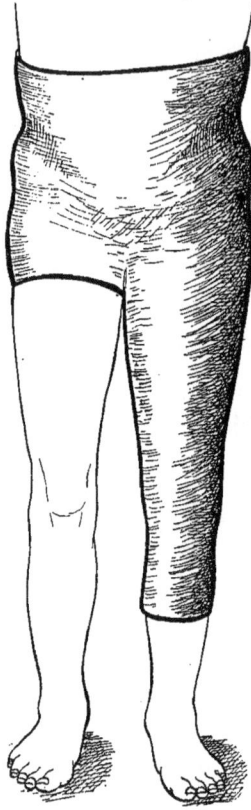

FIG. 82. — Bien que le genou doive rester libre, on commence par l'enfermer dans le plâtre.

En échancrant ainsi le plâtre, vous maintenez le fémur sur toute sa longueur et cependant vous permettez tous les mouvements du genou (*fig.* 84).

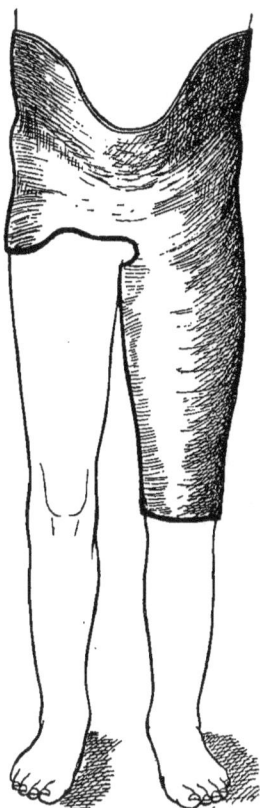

FIG. 83. — En avant, au niveau
de la pointe de la rotule, on
échancre l'appareil horizontalement.

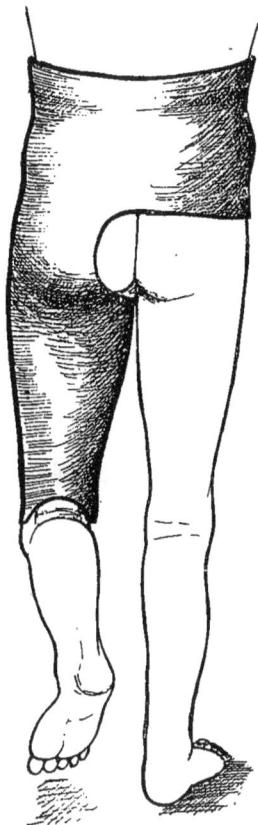

FIG. 84. — En arrière, on dégage
le creux poplité. Le fémur est
ainsi maintenu sur toute sa longueur en avant et sur les côtés,
et cependant tous les mouvements du genou sont possibles.

APPAREIL MOYEN DU GENOU ALLANT

DU GRAND TROCHANTER AUX ORTEILS.

Ce qu'il faut.

Revêtement. — Ouate ou un tube jersey, ou deux manches de jersey, ou un bas très long.

Bandes plâtrées. — Deux.

Trois attelles :

Longueur : celle du membre de l'épine iliaque antéro-supérieure aux orteils.

Largeur : 2 centimètres de plus que la circonférence
du membre mesurée au milieu de la cuisse.

Plâtre. — 2 kilos pour enfant.

—   3 kilos pour adulte.

Vous n'avez pas besoin de pelvi-support; placez le
malade sur le bord de la table, de sorte que ses deux
membres inférieurs soient dans le vide.

Technique.

Pendant la pose de l'appareil, **ne laissez pas asseoir
le malade**; il doit rester couché (*fig.* 85), car, dans la
position assise, les muscles droit antérieur et couturier
font saillie et soulèveraient le plâtre qui ne se moulerait
plus exactement sur le membre.

Déshabillez le malade ou tout au moins relevez les
vêtements assez haut pour que la racine du membre soit

tout entière à découvert et montez le revêtement très
haut en dépassant largement l'arcade crurale. Si vous
ne pouviez protéger toute cette région avec le tube en

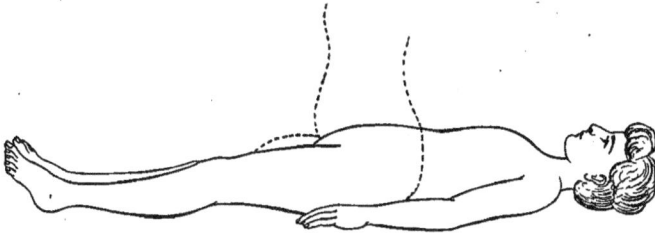

FIG. 85. — Le relief des masses musculaires de la cuisse est différent
dans la position assise et dans la position couchée.

jersey ou avec les manches ou avec le bas, ajoutez un ou
deux circulaires d'ouate.

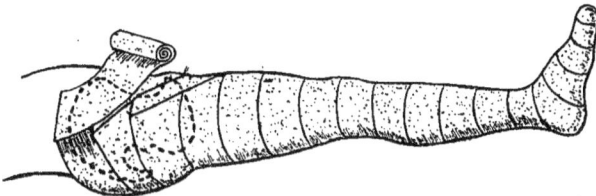

FIG. 86 — La bande remonte très haut à la partie externe
du membre.

Première bande plâtrée. — Commencez par le pied
et déroulez la bande en remontant.

Arrivé à la racine du membre, conduisez la bande
le plus haut possible du côté externe, de manière à
recouvrir l'arcade crurale; vous serez obligé pour cela
de replier la bande sur elle-même à la partie externe de
la cuisse (*fig.* 86); un aide, ou au besoin le malade, fera

plaquer et maintiendra tendue cette partie externe et
supérieure de l'appareil.

Attelles. — Vous les placez comme celles du grand
appareil du membre inférieur, y compris l'attelle en
cravate à la racine du membre.

Deuxième bande plâtrée. — Roulez-la comme la première en commençant par le pied.

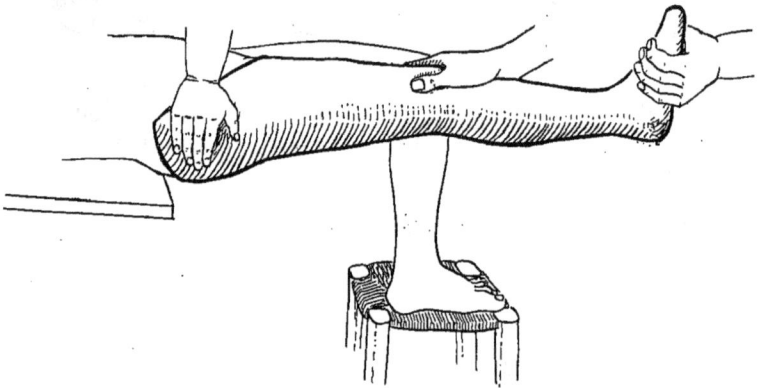

Fig. 87. — Modelage de l'appareil moyen du genou. Une main
maintient en place la portion supéro-externe du plâtre.

Modelage.

Modelez le genou et l'ischion ; de plus, pour éviter
que l'appareil ne bâille à la partie supérieure et externe,
maintenez le plâtre tendu et bien appliqué à ce niveau
(*fig.* 87).

Échancrures.

Le pied sera échancré comme d'habitude.

Quant au bord supérieur, le premier jour vous le couperez en avant, suivant l'arcade crurale, et, en arrière, vous réunirez en ligne droite les limites de l'incision antérieure.

Puis, au bout de deux jours pendant lesquels le ma-

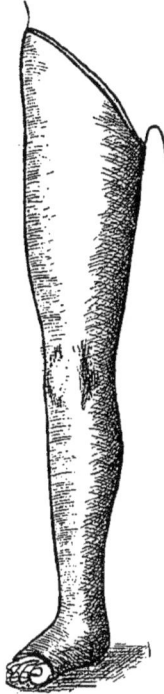

Fig. 88. — Appareil moyen du genou échancré.

lade restera couché sans s'asseoir, vous échancrerez suffisamment pour que le haut de l'appareil affleure en dehors le bord supérieur du grand trochanter et descende en dedans à 2 centimètres au-dessous du pli génito-fémoral (*fig.* 88; voir aussi *fig.* 96).

PETIT APPAREIL DU GENOU
ALLANT DU GRAND TROCHANTER AUX MALLÉOLES.

Ce qu'il faut.

Les mêmes matériaux que pour l'appareil précédent.

Technique.

La même que dans le cas précédent, mais on arrête revêtement, circulaires et attelles au niveau des malléoles.

Échancrures.

En haut, comme le précédent.

En bas, incision circulaire à deux travers de doigt au-dessus des malléoles.

Il est nécessaire de donner au moins ces dimensions à l'appareil; faire une genouillère plus courte revient à renoncer à toute immobilisation du genou.

Particularités.

Pendant la marche, si votre appareil n'est pas très exact, le plâtre tendra à descendre et blessera le malade, soit au niveau du tendon d'Achille, soit surtout au cou-de-pied.

Vous remédierez à cet inconvénient en perçant un

trou à la partie supérieure du plâtre et en y adaptant
un lien qui viendra s'attacher à la ceinture (*fig.* 89).

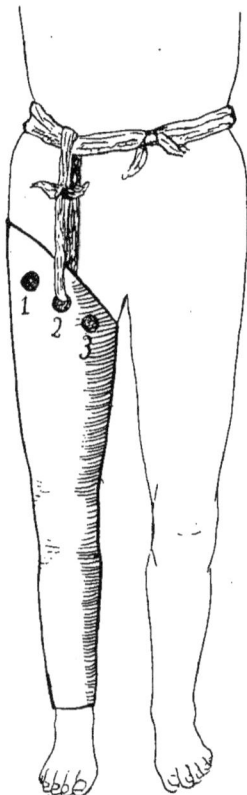

FIG. 89. — Manière de soutenir le petit appareil du genou quand il
n'est pas fait d'une manière très exacte. Si le poids de l'appareil
tend à porter la jambe en dehors, on passe le lien dans le trou
n° 3, et au contraire dans le trou n° 1 si la jambe a tendance à
venir en dedans.

Si malgré cela le plâtre blessait au niveau du bord
inférieur, pratiquez une fente verticale de 4 ou 5 centimètres dont vous écarterez légèrement les bords,

APPAREIL DU COU-DE-PIED

ALLANT DES ORTEILS AU-DESSOUS DU GENOU.

Ce qu'il faut.

Revêtement. — Un bas ou un tube jersey, ou une manche de jersey, ou de l'ouate.

Bandes plâtrées. — Deux.

Trois attelles. { Longueur : celle de la région à plâtrer.
Largeur : demi-circonférence du mollet.

Plâtre. — 1 kilog. pour un enfant;
2 kilos pour un adulte.

Technique.

Enroulez la première bande en commençant par les orteils; mettez une attelle devant, une derrière et cravatez la partie supérieure de l'appareil avec la troisième (*fig.* 90); terminez l'appareil en recouvrant le tout avec une bande plâtrée.

Échancrures.

Pied : comme dans le grand appareil du membre inférieur (voir *fig.* 77 et 78).

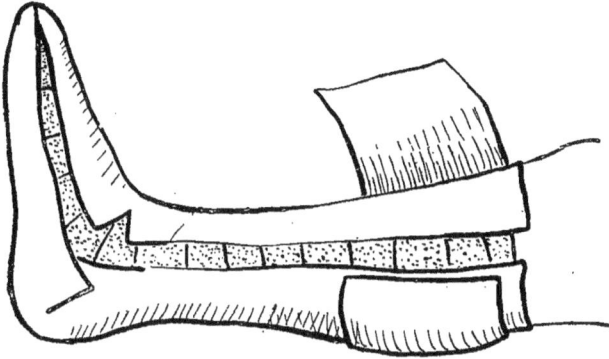

FIG. 90. — Mise en place des attelles pour l'appareil immobilisant le
cou-de-pied. Si les attelles font un pli au niveau de l'articulation
tibio-tarsienne, on les entaille légèrement.

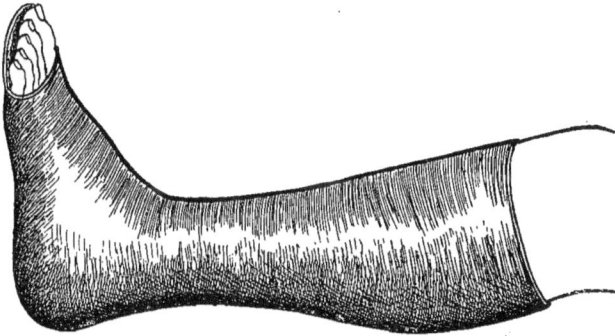

FIG. 91. — Appareil immobilisant le pied.

Bord supérieur : incision circulaire passant à 4 centimètres au-dessous de la rotule (*fig.* 91).

GRAND APPAREIL PRENANT
LES DEUX MEMBRES INFÉRIEURS.

Ce qu'il faut.

Revêtement. — Un jersey, plus deux manches; ou un caleçon et deux chaussettes; ou de l'ouate.

Bandes plâtrées. — Quatre.

Huit attelles :
Deux larges pour la ceinture;
Six longues pour les membres, ayant les mêmes dimensions que celles du grand appareil du membre inférieur.

Plâtre. — 5 kilos pour un enfant;
6 kilos 1/2 pour un adulte.
Un pelvi-support.

Technique.

La même que celle du grand appareil du membre inférieur. On plâtre une jambe après l'autre.

Échancrures.

Vous échancrerez en avant et en arrière le bord inférieur de la ceinture, comme il a été indiqué pour le

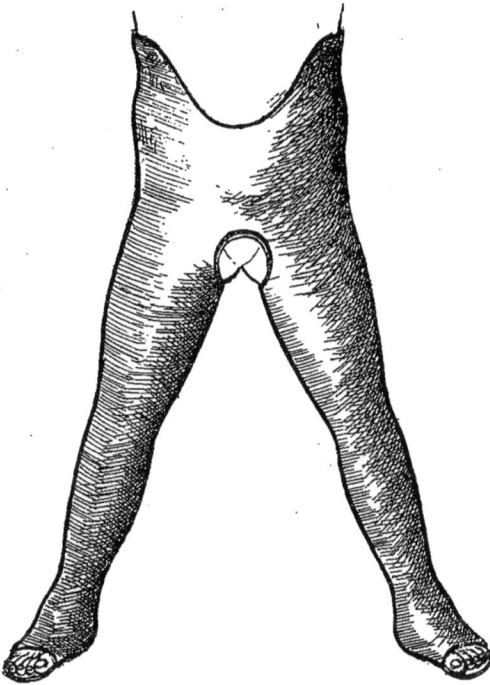

Fig. 92. — Appareil immobilisant les deux membres inférieurs.

côté plâtré, dans le grand appareil du membre inférieur
(*fig.* 92, 106 et 107).

APPAREILS DANS QUELQUES CAS CLINIQUES.

Nous ne voulons pas discuter ici des avantages ou des inconvénients du traitement par le plâtre dans tel ou tel cas particulier, mais simplement indiquer comment, après avoir décidé de plâtrer votre malade, vous pourrez faire l'appareil facilement et commodément.

Coxalgie.

PÉRIODE AIGUË DE LA MALADIE.

Placez un grand appareil allant de l'ombilic aux orteils; c'est le seul qui immobilise parfaitement, puisque c'est le seul qui fait disparaître les douleurs quand elles existent.

Le fait suivant le prouve : Il arrive souvent à Berck des enfants atteints de coxalgie douloureuse. Beaucoup ont déjà des appareils plâtrés s'arrêtant au-dessus ou même au-dessous du genou, et ils continuent à souffrir. Eh bien, lorsque ces appareils sont bien faits, nous nous contentons de leur ajouter une pièce prenant le pied, et les douleurs cessent aussitôt, au grand étonnement de leurs parents.

Lorsque vous plâtrerez un coxalgique à la période aiguë de sa maladie, il vous faudra réaliser, pendant la

pose de l'appareil, une extension assez forte du membre.
Pour pouvoir tirer, vous devrez serrer fortement la

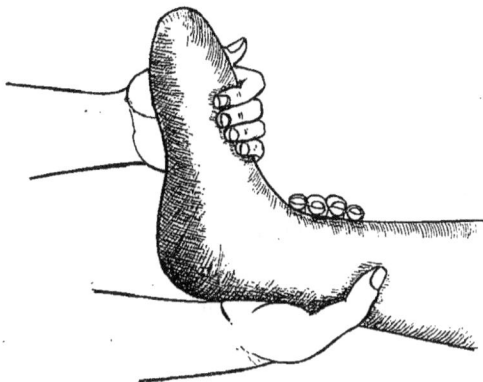

FIG. 93. — Mauvaise prise pour exercer une traction sur le pied. La
main droite comprime le tendon d'Achille, la main gauche met le
pied en équinisme.

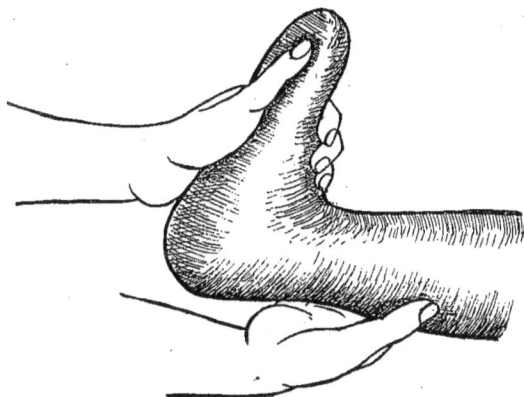

FIG. 94. — Bonne prise pour exercer une traction sur le pied.
Le pouce de la main gauche maintient le pied à angle droit.

jambe et le pied, et si vous ne prenez quelques précautions, vous produirez dans le plâtre des dépressions qui
blesseront le malade.

8

Vous les éviterez en faisant vos prises pour la traction de la manière suivante (*fig.* 93 et 94) :

D'une main placée sous le membre, saisissez la jambe un peu au-dessus des malléoles, de chaque côté du tendon d'Achille, que vous logerez dans le creux de la main, **sans presser sur lui**.

De l'autre main, prenez le pied entre le pouce placé sur la face plantaire et les autres doigts situés sur la face dorsale; exercez avec le pouce une pression pour maintenir le pied à angle droit, et tirez avec le reste de la main.

Pendant la dessication de l'appareil, changez deux ou trois fois le niveau de votre prise, ne serait-ce que de quelques millimètres, pour que le plâtre ne soit pas trop déprimé en un seul point.

Vous pourrez faire aux appareils toutes les fenêtres nécessaires pour traiter les abcès, pratiquer les injections intra-articulaires ou panser les fistules.

Position à donner à la cuisse. — Abduction et hyperextension légère; rotation interne de 10°.

Corrections d'attitudes vicieuses. — Vous les obtiendrez en mettant le membre en hypercorrection; et comme la flexion et l'adduction sont les attitudes les plus fréquentes, vous placerez la cuisse en hyperextension et en abduction forcée (*fig.* 79 et 80). Ayez soin dans ce cas, quand vous couchez le malade, de glisser un coussin sous la ceinture plâtrée, comme il est dit page 247.

PÉRIODE DE CONVALESCENCE.

Mettez d'abord un appareil moyen, puis un petit appareil de hanche ou un celluloïd.

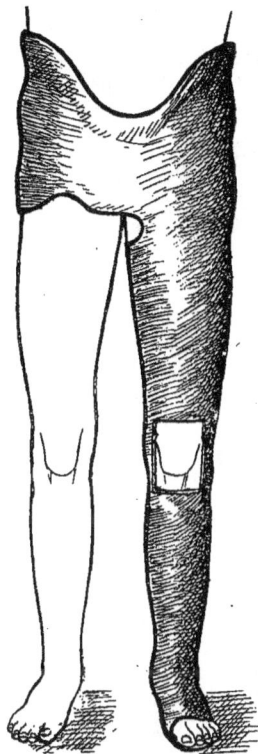

FIG. 95. — Grand appareil du membre inférieur avec fenêtre au niveau du genou.

Tumeur blanche du genou.

Vous devez faire encore, à la période aiguë de la maladie, **un grand appareil allant de l'ombilic aux orteils,**

car les autres permettent la production des attitudes
vicieuses, comme le montrent clairement les figures 24,
25 et 26.

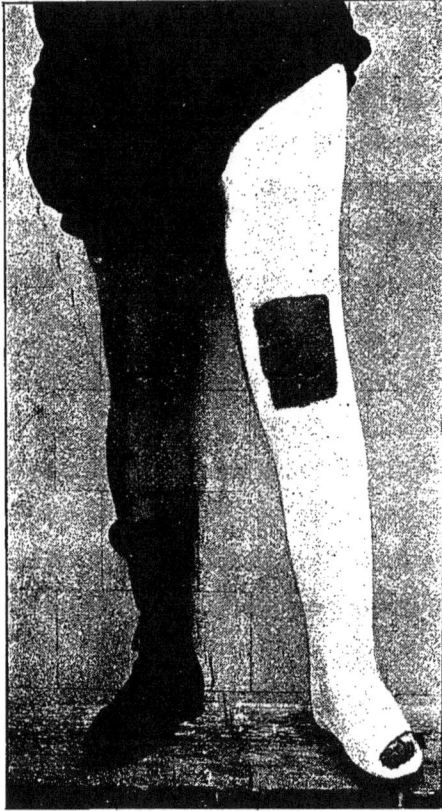

FIG. 96. — Appareil immobilisant seulement le genou et le cou-de-pied.
Sur le genou on a pratiqué une fenêtre par laquelle on fait de la
compression ouatée.

Sur la face antérieure du genou, ouvrez une fenêtre
qui dégage largement la rotule (*fig.* 95).

Pendant la convalescence, faites d'abord un appareil moyen du genou (*fig.* 96); puis, plus tard, un petit appareil de genou.

Tumeur blanche du cou-de-pied.

A la période aiguë ou après la correction des attitudes vicieuses, posez un appareil allant des orteils au milieu de la cuisse.

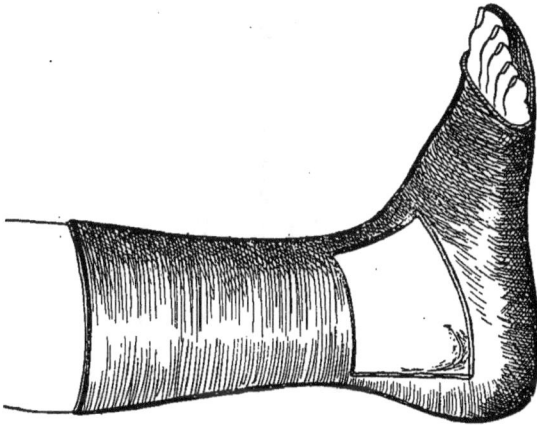

Fig. 97. — Appareil du cou-de-pied avec fenêtre latérale.

Pendant la convalescence, arrêtez l'appareil au-dessous du genou.

Faites sur la région antérieure du cou-de-pied une fenêtre large dégageant les deux malléoles, ou, s'il y a un abcès sur un des côtés, une fenêtre latérale (*fig.* 97).

Genu-valgum ou genu-varum.

Pendant la période active du traitement, mettez un grand appareil allant de l'ombilic aux orteils; ouvrez

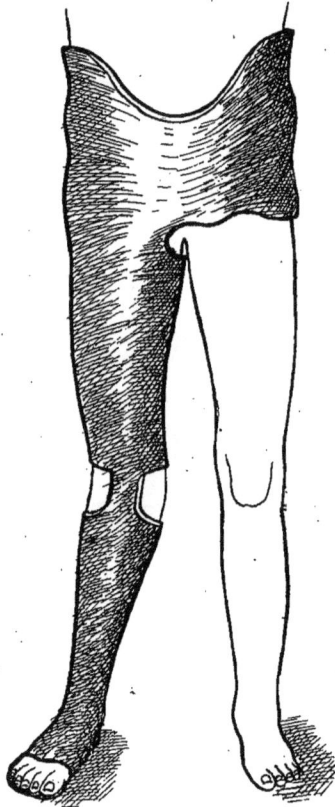

FIG. 98. — Appareil pour *genu-varum*. Le membre est en hypercorrection et se trouve maintenant en *genu-valgum*. On fera de la compression ouatée par la fenêtre correspondant au condyle externe pour augmenter encore l'hypercorrection.

au niveau du genou deux fenêtres latérales, l'une interne, l'autre externe, et faites de la compression ouatée

par la fenêtre correspondant au condyle qui était saillant
(*fig.* 98).

Pour maintenir la correction, il sera bon de faire ensuite porter à votre malade, pendant quelques mois, un
appareil moyen du genou.

Pied bot.

Quand vous avez à corriger un pied bot équin, ce qui
est le cas le plus fréquent, vous devez le mettre en talus;

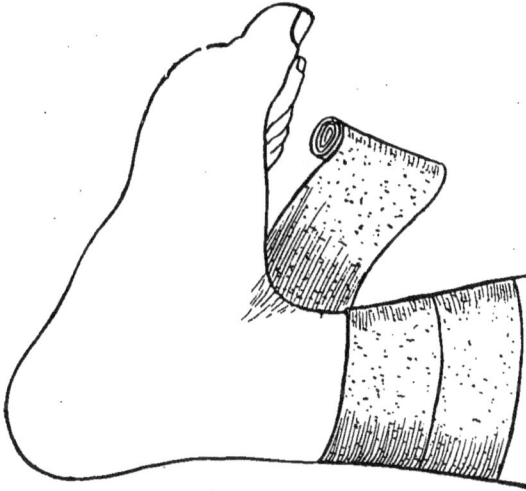

Fig. 99. — Pendant toute la durée de la confection de l'appareil pour
pied bot équin, le pied doit être maintenu en hypercorrection, c'est-
à-dire fléchi au maximum sur la jambe.

la région antérieure du cou-de-pied fait alors un angle
très aigu, prenez garde de la comprimer. Vous éviterez
cette compression si **pendant toute la durée de la con-**

fection de l'appareil, vous tenez le pied en hypercorrection, c'est-à-dire très fléchi sur la jambe (*fig.* 99).

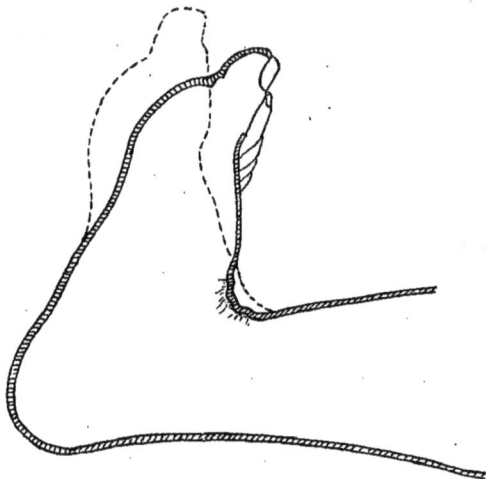

FIG. 100. — Schéma montrant que si on augmente la flexion après
la pose du plâtre, il se forme un éperon qui comprime le cou-de-pied.

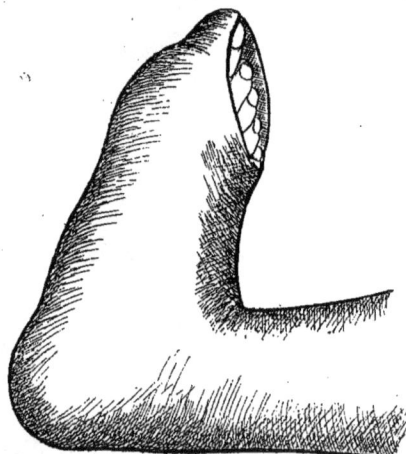

FIG. 101. — Appareil échancré pour pied bot. La semelle plâtrée déborde les orteils (on maintient ainsi intégralement la correction
de l'équinisme); de même la face interne du gros orteil reste sous
le plâtre (on conserve ainsi le déroulement du bord interne).

En effet, si à ce moment vous perdiez quelques degrés
de la correction obtenue, lorsque vous voudriez les rega-
gner ensuite pendant la dessication, vous formeriez un

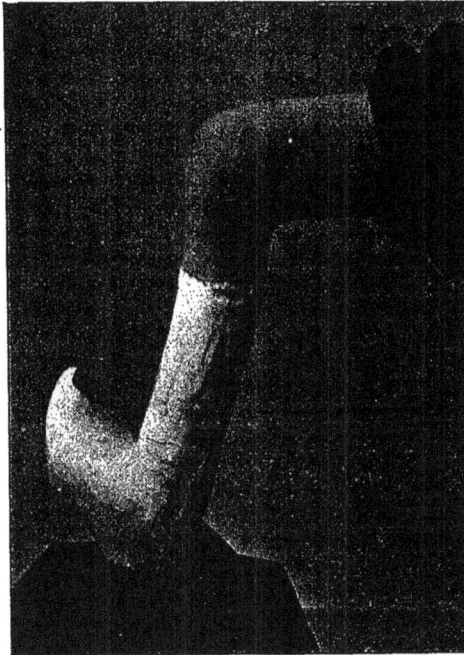

Fɪɢ. 102. — Appareil pour pied bot.

éperon de plâtre qui viendrait comprimer le cou-de-pied
(*fig.* 100).

Quand vous échancrerez l'appareil, laissez une semelle
qui déborde les orteils; de plus, ne dégagez pas la face
interne du pouce qui doit rester bridée par le plâtre;
seule la face dorsale des doigts doit être dégagée (*fig.* 101
et 102), vous maintiendrez ainsi plus exactement l'hypercorrection.

Il arrive parfois que les orteils deviennent blanchâtres et même bleus; il est inutile d'enlever l'appareil, mais faites au pli de flexion de la jambe sur le pied une large fenêtre, et quand les orteils auront repris leur couleur normale, vous la bourrerez de coton maintenu par une bande (*fig.* 103).

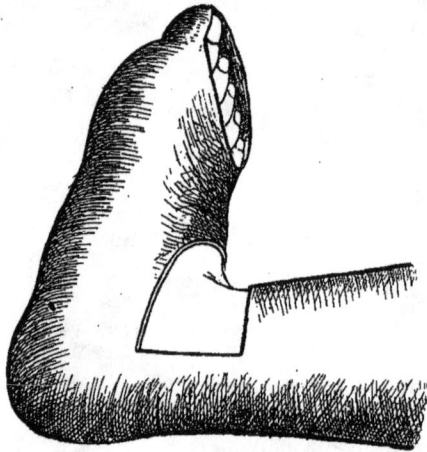

Fig. 103. — Si dans un appareil pour pied bot les orteils sont blanchâtres ou bleus, il faut faire une fenêtre qui dégage le cou-de-pied (avoir soin de bourrer ensuite cette fenêtre de coton).

Chez les tout petits, dont les membres sont gras et ronds, faites remonter les appareils fort au-dessus du genou, sans cela l'enfant déchaussera tout seul sa botte de plâtre. Dans certains cas même, vous ne pourrez maintenir en place l'appareil que si vous prenez le bassin.

Luxation congénitale.

En faisant l'appareil de la première position, vous ne pouvez pas, du côté réduit, rabattre la première cein-

ture plâtrée sur le ventre, la position de la cuisse en
flexion et en abduction vous en empêche. Amenez alors
le chef correspondant à cette jambe sur la racine du
membre (*fig.* 104).

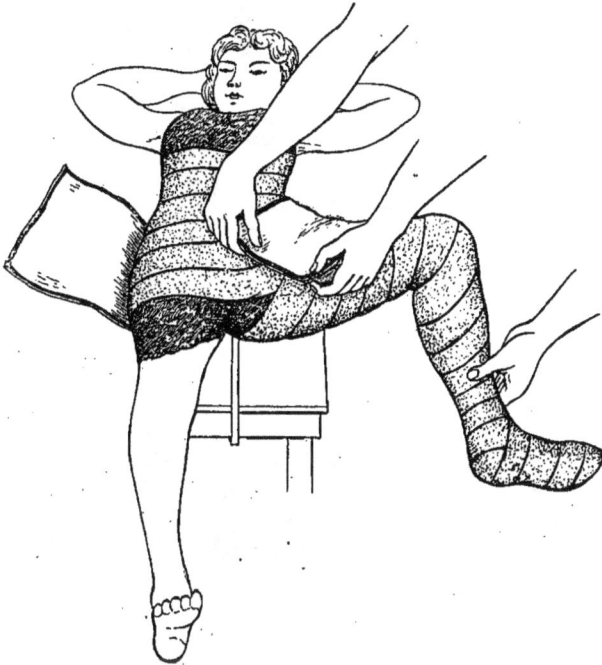

Fig. 104. — Dans l'appareil pour luxation congénitale en première
position, on rabat le chef de la première ceinture plâtrée sur la
racine du membre.

Pour une luxation double, agissez de même des deux
côtés, mais veillez à ce que cette attelle ne fasse pas de
pli en arrière, à l'union de la cuisse et du bassin.

De plus, dans le cas de luxation double, mettez une
longue attelle qui passe comme un pont d'un genou à
l'autre (*fig.* 105, 106 et 107).

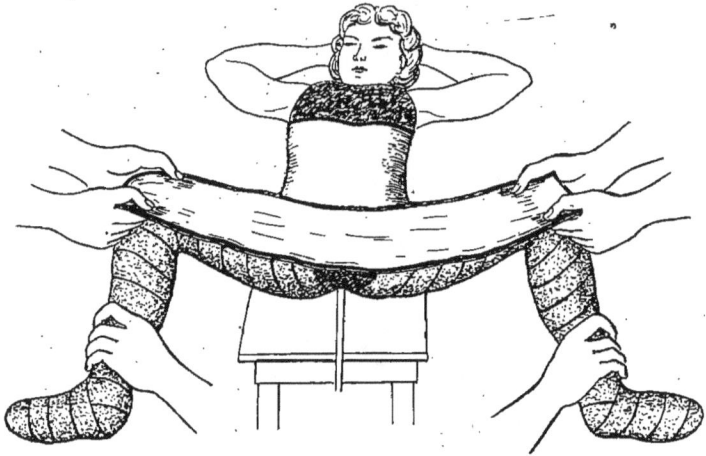

Fig. 105. — Dans l'appareil pour luxation congénitale double, on
met une attelle qui va d'un genou à l'autre.

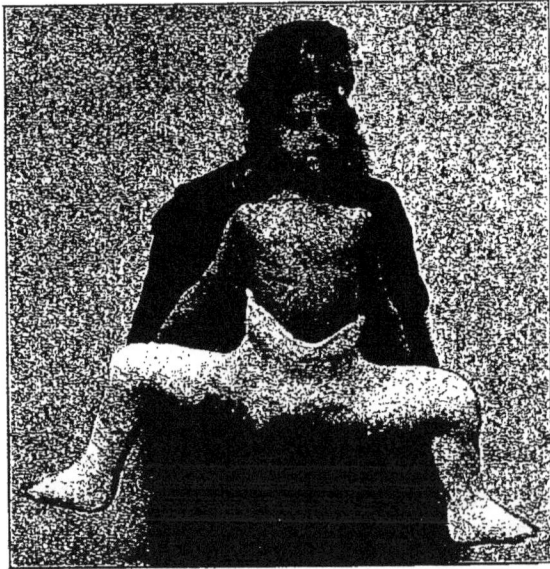

Fig. 106. — Luxation congénitale double; premier appareil.

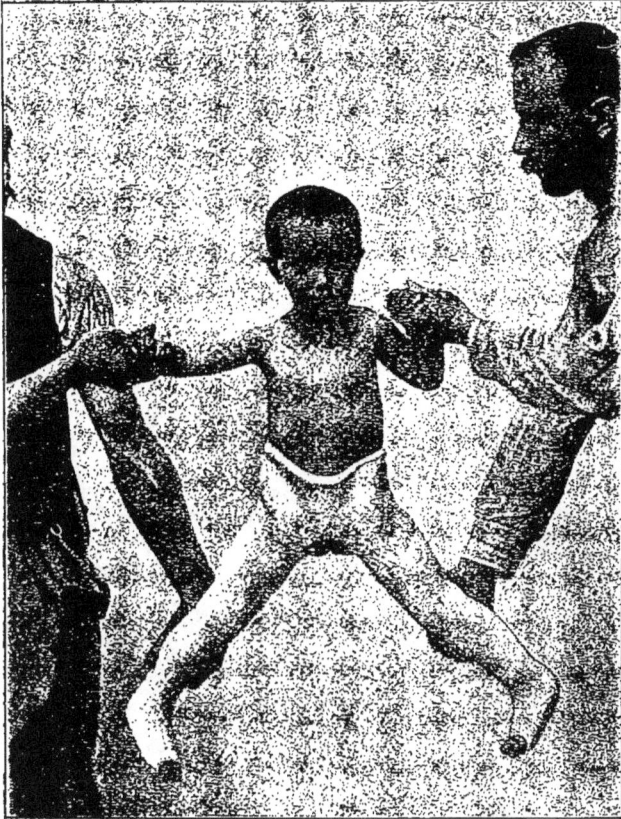

Fig. 107. — Luxation congénitale double; deuxième appareil.

Maladie de Little.

Si après les ténotomies des adducteurs de la cuisse et des fléchisseurs de la jambe vous plâtrez votre malade, faites l'appareil comme pour une luxation double en première position (*fig.* 108).

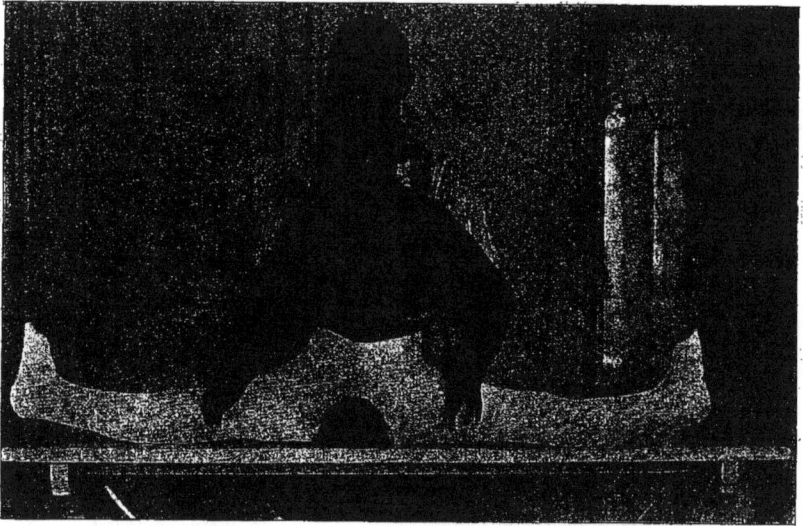

Fig. 108. — Maladie de Little. Appareil destiné à maintenir les résultats obtenus par les ténotomies.

Fracture de la diaphyse fémorale.

Ces fractures peuvent être soignées par le plâtre; nous ne les traitons pas autrement à Berck, et nos résultats sont excellents. Elles sont justiciables du grand appareil allant de l'ombilic aux orteils; celui-ci maintient en contact les deux fragments osseux et fait, sans interruption, une extension suffisante.

Ce traitement, qui au premier abord paraît pénible à supporter, est parfaitement toléré par le malade qui, au bout de vingt-quatre heures, est habitué à son plâtre et trouve très agréable de pouvoir, grâce à lui, se remuer à sa guise dans son lit, être transporté d'une pièce dans une autre, voire même sortir et se promener en voiture.

Pour le médecin aussi, ce traitement est plus commode, car on n'a pas à surveiller journellement une extension qui se fait plus ou moins mal et dont on est cependant responsable.

Si dans la pratique courante on ne l'utilise pas davantage, c'est que l'on ne sait pas faire d'appareils plâtrés exacts, prenant la ceinture, et aussi qu'on ne sait pas les faire supportables pour le malade.

Conduite à tenir. — S'il n'y a ni œdème ni hématome, réduire exactement la fracture, sous chloroforme au besoin, et mettre un grand plâtre.

Si vous voyez le malade avec une cuisse déjà œdématiée, mettez le membre à l'extension continue jusqu'à disparition de tout gonflement et appliquez alors l'appareil.

Précautions à prendre. — Pendant la confection du plâtre, un aide exerce une forte traction sur la jambe, en se conformant aux indications données page 114.

Pendant quelques jours, surveillez avec soin l'état

des orteils, prenez souvent le « *pouls du plâtre*[1] », et au besoin fendez l'appareil sur toute sa longueur. Vous le réparerez deux ou trois jours après avec une bande plâtrée.

Vous pouvez pratiquer une fenêtre au niveau du trait de facture et parfaire, s'il y a lieu, la réduction en repoussant un des fragments à l'aide de tampons d'ouate.

Fracture des os de la jambe.

Il faut, **avant l'apparition ou après la disparition de l'œdème**, faire un appareil allant des orteils au milieu de la cuisse; cet appareil, fait suivant la technique donnée page 106, sera solide, il se moulera exactement sur le membre et, quand vous le retirerez, vous serez sûr de retrouver les os dans la position même où vous les aurez placés.

Vous pourrez encore ouvrir une fenêtre au niveau du trait de fracture et, par une compression ouatée portant sur un seul des fragments, les amener au contact exact l'un de l'autre.

Après les premiers jours, le meilleur est de transformer l'appareil en bivalve pour pouvoir pratiquer des massages (voir p. 236).

Botte plâtrée pour extension continue.

Revêtement. — Après avoir protégé la peau depuis les orteils jusqu'au-dessous du genou (bas, manche de jer-

1. Voir page 253.

sey, coton, etc.), ajoutez, de chaque côté du tendon
d'Achille, deux tampons d'ouate (*fig.* 109). Ces deux

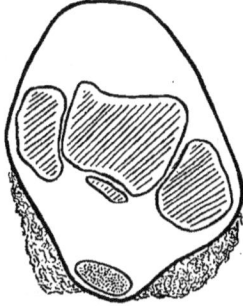

FIG. 109. — Coupe montrant la manière de placer la ouate
de chaque côté du tendon d'Achille.

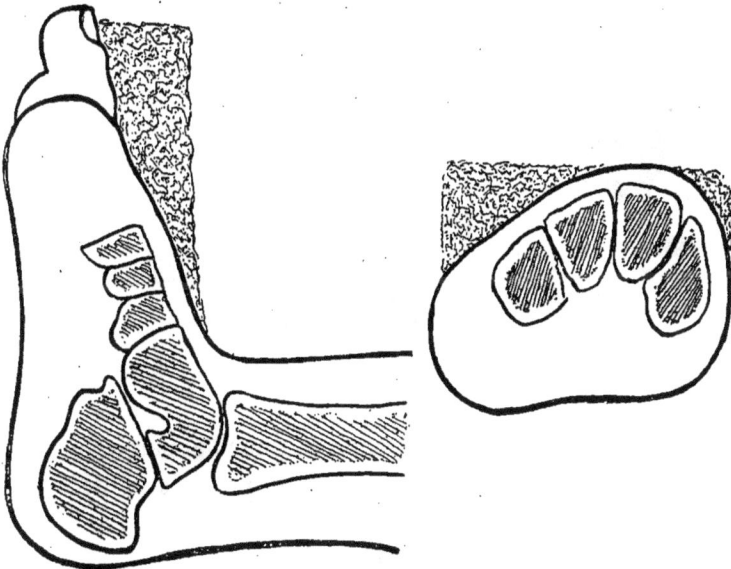

FIG. 110 et 111. — Coupes montrant comment la ouate est disposée
pour rendre plane la face supérieure du pied.

9

tampons doivent avoir, chez l'adulte, une longueur de
10 à 12 centimètres et une épaisseur telle que, placés de
chaque côté du tendon d'Achille, ils le débordent légèrement en arrière; mettez ensuite, sur le dos du pied, un
revêtement de coton; celui-ci doit être disposé de manière à rendre plane cette face supérieure du pied qui,
normalement, est inclinée de dedans en dehors. C'est
dire qu'il y aura une couche d'ouate plus épaisse sur
la partie externe que sur la partie interne (*fig.* 110
et 111). Veillez à ce que l'ouate remonte assez haut
pour déborder de 1 ou 2 centimètres au moins le pli de
flexion de la jambe sur le pied.

Technique. — En veillant à ce que le pied soit bien
à angle droit sur la jambe, faites ensuite la botte plâtrée

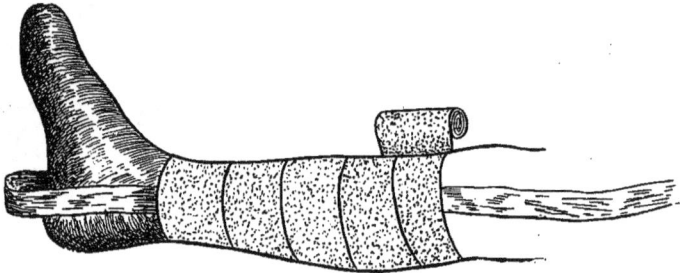

Fig. 112. — La dernière bande plâtrée sert à fixer l'étrier d'extension.

comme il a été indiqué page 108 pour l'appareil du cou-
de-pied, mais seulement jusqu'à la pose de la dernière
bande plâtrée exclusivement. Enroulez cette bande en
commençant par les orteils et, quand vous êtes arrivé
au-dessus des malléoles, arrêtez-vous pour placer l'étrier
d'extension.

Celui-ci sera fait d'une bande de toile de 8 centimètres de large et d'une longueur double de la distance du
trochanter aux malléoles. Vous en placerez le milieu
sous la plante du pied et les deux chefs remonteront de
part et d'autre du membre, en suivant exactement ses
faces latérales (*fig.* 112).

Continuant alors à enrouler la bande, recouvrez-en

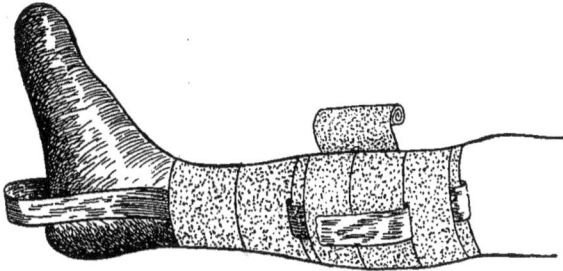

Fig. 113. — Les deux chefs de l'étrier plusieurs fois repliés sur eux-
mêmes sont recouverts par la bande plâtrée.

l'étrier; arrivé au bord supérieur de l'appareil, rabattez
de haut en bas les deux chefs de l'étrier et cachez-les
encore sous les circulaires de la bande plâtrée, que vous
enroulez cette fois du genou vers le pied. Arrêtez-vous
au-dessus des malléoles et, s'il reste de la toile et de la
bande, repliez l'étrier par en haut et recouvrez-le avec
le plâtre (*fig.* 113).

Après la pose de l'appareil, attendez vingt-quatre heures avant de suspendre le poids.

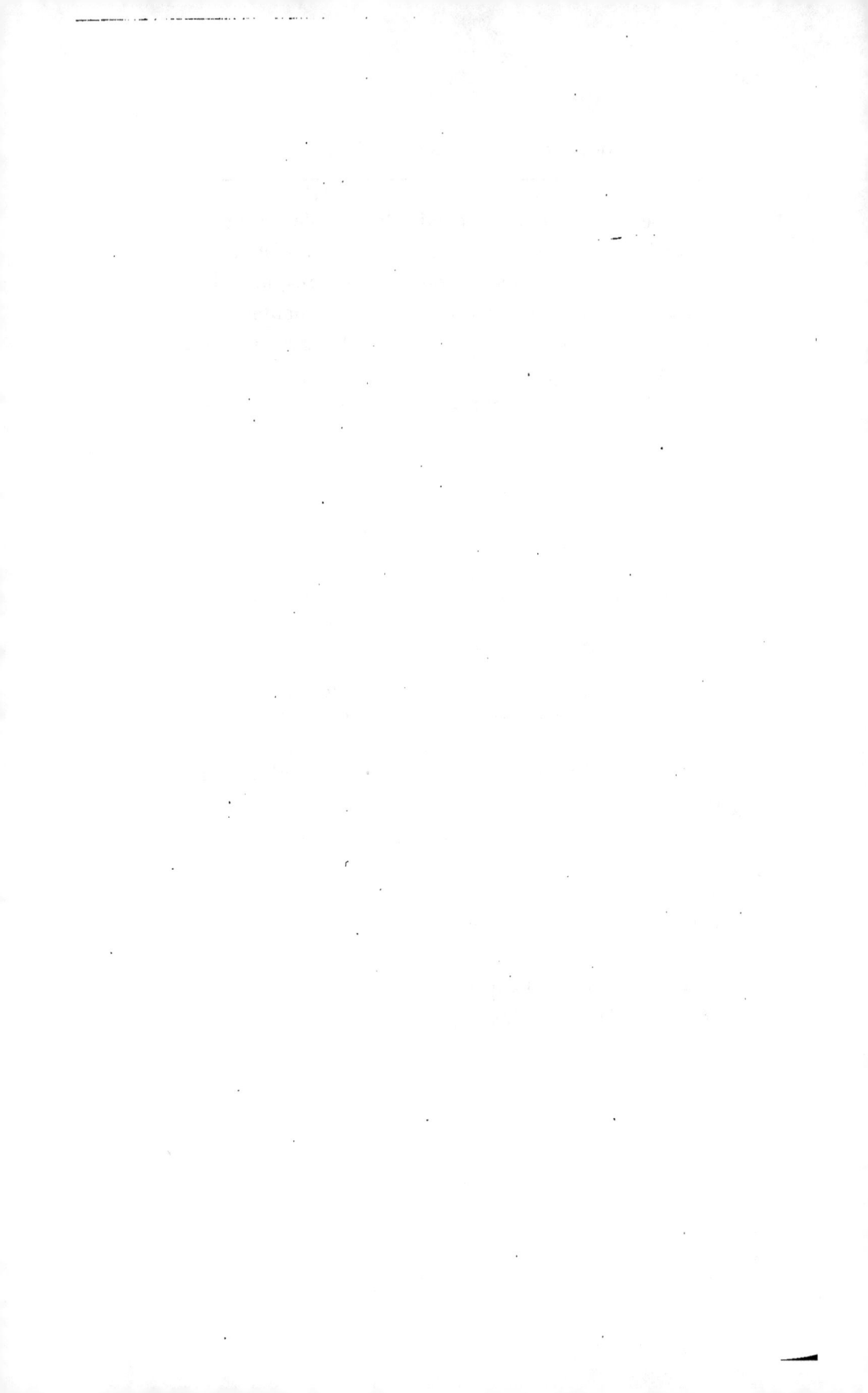

CHAPITRE IX.

Corset plâtré.

Les corsets plâtrés sont des appareils dont la confection est facile, puisque le chirurgien peut, en tournant autour du malade, surveiller tous les détails de leur construction. Cependant, ils sont généralement très mal faits, soit que l'on adopte des modèles défectueux, soit que les auteurs en aient compliqué à plaisir la technique.

Nous en décrirons deux modèles : l'un s'arrête au cou, c'est le corset à petit col, dit col officier ; l'autre englobe la nuque et le menton, c'est le corset à grand col, dit col Médicis ou Minerve.

Ces deux types passent sur les épaules. Ceci est indispensable pour tout corset et vous devez proscrire ces appareils à béquillons qui s'étalent encore à la vitrine des orthopédistes. Ils soulèvent démesurément les épaules, enfoncent le cou et créent ainsi une nouvelle difformité sans, le plus souvent, corriger l'ancienne (*fig.* 114).

Les corsets faits suivant la technique que nous indiquons sont très hauts, en revanche, ils présentent une large fenêtre antérieure qui dégage le thorax et la partie supérieure de l'abdomen du malade lui permettant de respirer et de manger sans gêne aucune (*fig.* 115).

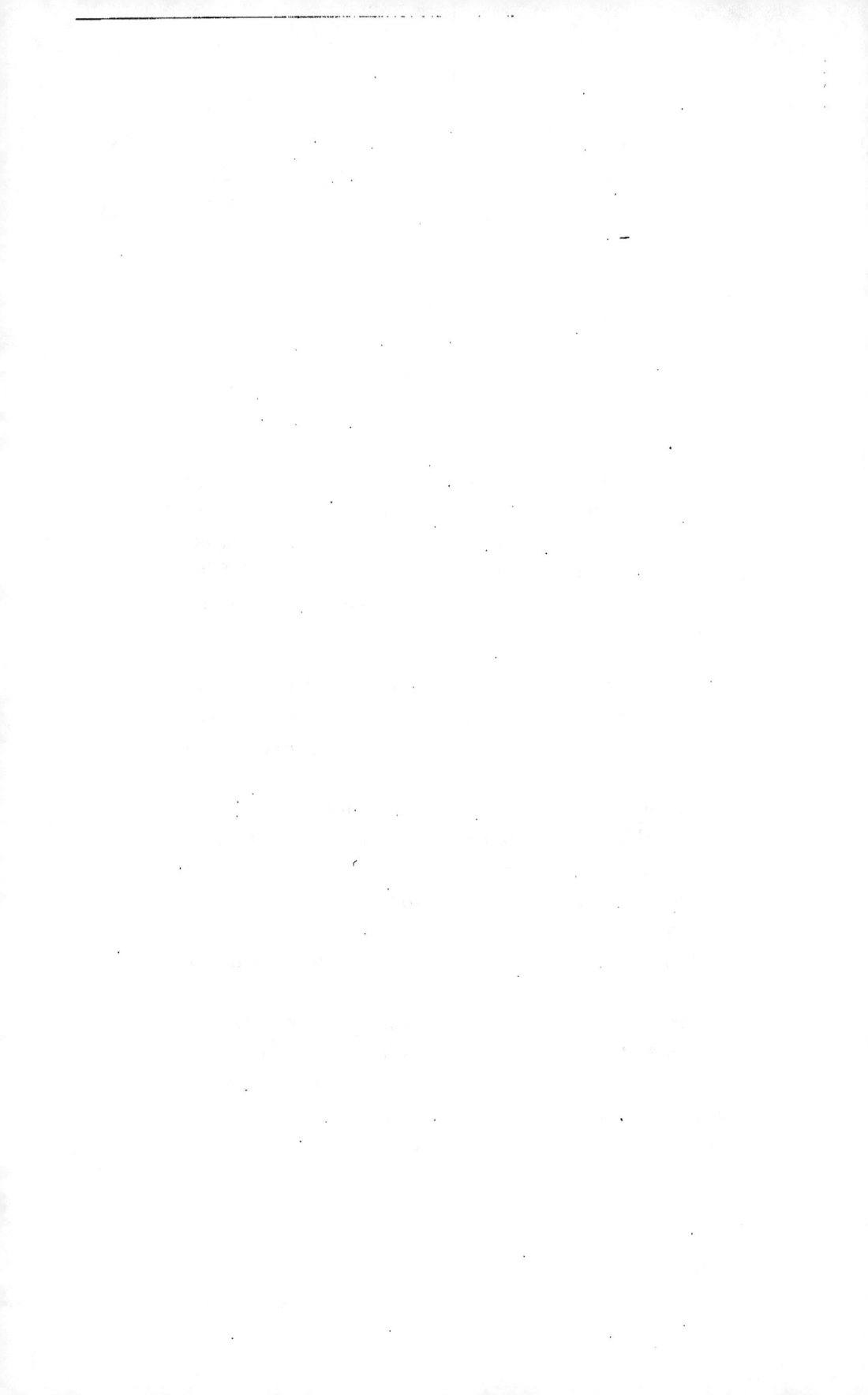

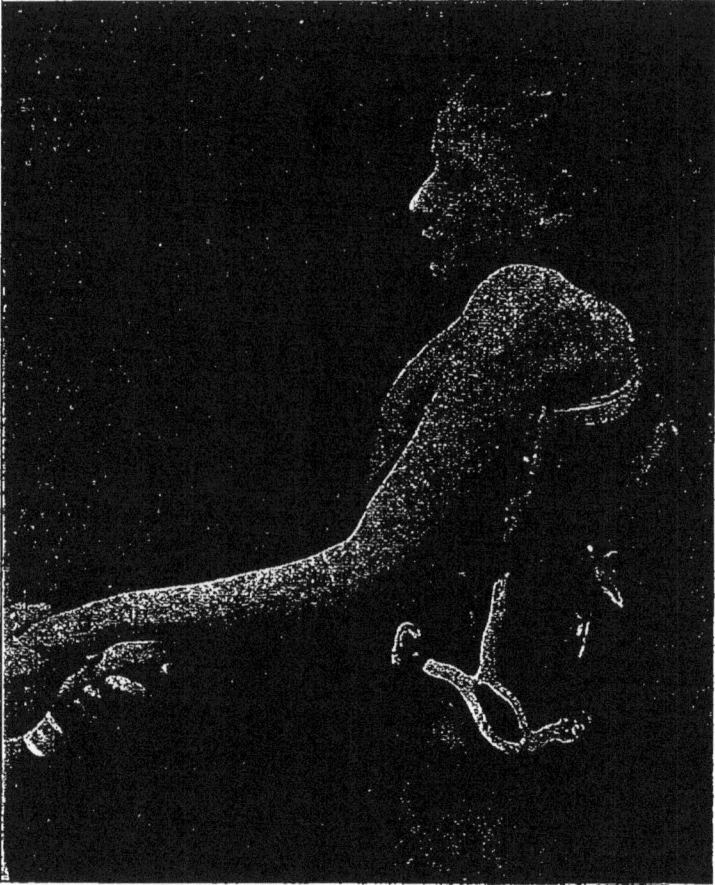

Fig. 114. — Corset à béquillons et fenêtre dorsale ouverte.

Les béquillons remontent les épaules, la gibbosité augmente par l'ouverture de la fenêtre ; on ne corrige rien et on crée une difformité nouvelle.

Ils soutiennent et maintiennent parfaitement; ils ne gênent pas.

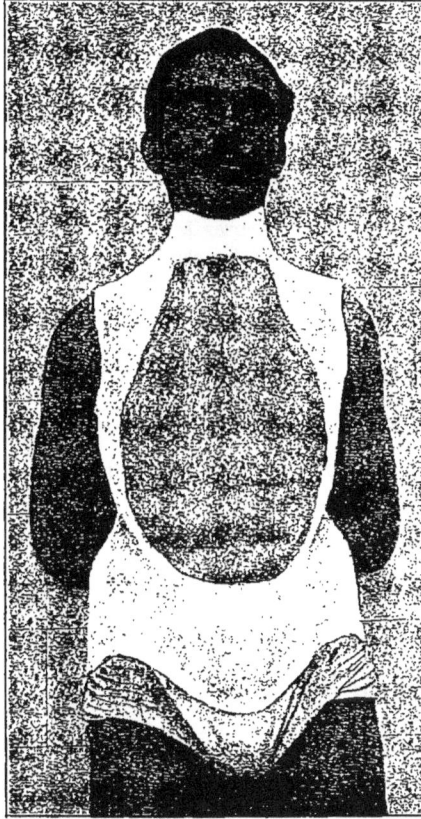

F<small>IG</small>. 115 — Le corset Calot à col d'officier. La fenêtre antérieure largement ouverte permet au malade de respirer et de manger sans gêne aucune.

CORSET A COL OFFICIER.

SOMMAIRE. — Ce qu'il faut. — Manière de mettre le revêtement. — Suspension. — Manière de préparer et de placer la sangle qui soutient le malade. — Position à donner au malade dans la suspension. — Comment compléter le revêtement : cravate de mousseline, ouate sur la poitrine. — Technique de l'appareil. — Modelage. — Attitudes vicieuses à éviter. — Comment coucher le malade sur la table. — Echancrures.

Ce qu'il faut.

Revêtement :

Un jersey, ou de l'ouate, ou un gilet de flanelle, ou même simplement une chemise ;

Une cravate ;

De l'ouate.

Bandes plâtrées :

Deux pour les enfants.

Quatre pour les adultes.

Quatre attelles :

1re : postérieure. — Longueur : Une fois et demie celle du dos ;

Largeur : La demi-circonférence du tronc + 0^m10.

2e : antérieure. — Longueur : Celle du tronc ;

Largeur : La demi-circonférence du tronc + 0^m10.

3º : ceinture. — Longueur : La circonférence externe
du bassin ;

Largeur : La distance du pubis à
l'ombilic.

4ᵉ : cravate. — Longueur : Circonférence du cou
$+ 0^m10$.

Largeur : Hauteur du cou $+ 0^m02$.

Plâtre. — 3 kilos pour un enfant ;

4 kilos pour un adulte.

Une suspension.

*Deux bandes de toile larges toutes deux de 7 centi-
mètres et longues l'une de 1^m80 et l'autre de 1 m.*

Deux fortes épingles de sûreté.

Manière de mettre le revêtement.

Si vous employez l'ouate comme revêtement, ne la
disposez sur le malade qu'après avoir mis celui-ci à la
suspension. Mais, comme vous en ferez difficilement une
couche régulière, il est préférable d'user d'un jersey ou
d'un gilet de flanelle ou, à la rigueur, d'une chemise
que vous mettrez au patient avant de le suspendre.

Si vous êtes obligé de faire une couture pour que
ces divers revêtements s'ajustent bien, faites-la par devant ; elle se trouvera ensuite dégagée par l'ouverture
de la fenêtre antérieure et ne risquera pas de blesser le
malade.

Si vous mettez un jersey, — qui est le revêtement de
choix, — tendez-le bien en réunissant entre les jambes

par une épingle de sûreté son bord antérieur à son bord
postérieur (*fig.* 116).

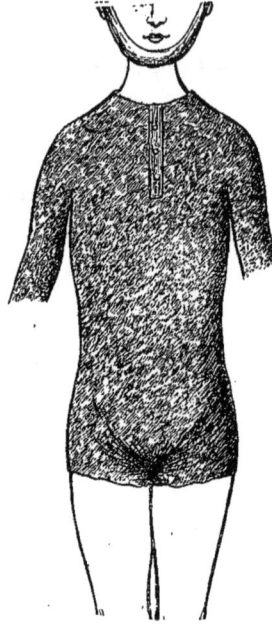

FIG. 116. — On tend le jersey en réunissant par une épingle de
sûreté placée entre les jambes le bord antérieur au bord postérieur.

Suspension.

Manière de préparer la sangle. — Vous avez vu au
chapitre Ier comment vous pouviez réaliser une suspension. Pour y accrocher le malade, point n'est besoin
d'appareils compliqués, sangle de cuir ou autres; ils
sont plus gênants qu'utiles. Deux simples bandes de
toile feront bien mieux votre affaire,

Elles auront toutes les deux 7 centimètres de large et, comme longueur, l'une 1m80, l'autre 1 mètre. (Si la toile

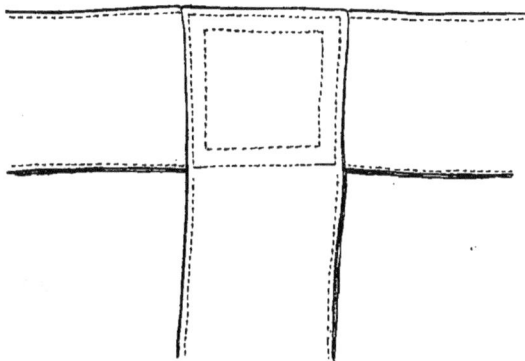

Fig. 117. — Les deux bandes de la sangle doivent être solidement cousues l'une à l'autre. Manière de disposer les points de couture.

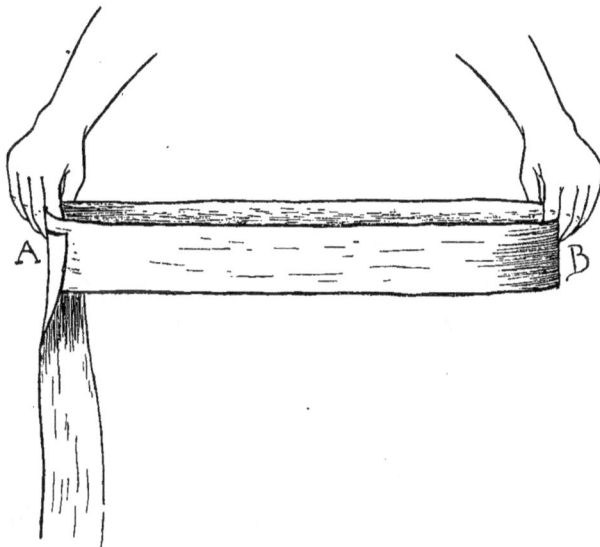

Fig. 118. — Pour placer les épingles, on détermine d'abord le point B diamétralement opposé au point A où se trouve fixée la deuxième bande.

dont vous disposez n'était pas très forte et si votre
malade est un peu lourd, prenez des bandes de 14 centimètres de large que vous ramènerez à 7 centimètres en
les doublant.)

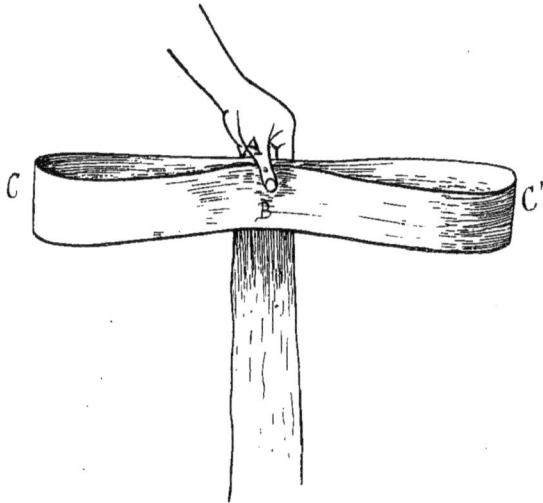

Fig. 119. — On réunit ensuite dans la même main le point A
et le point B ; il en résulte deux boucles latérales.

Par une solide couture, réunissez les deux extrémités
de la plus longue, de manière à former un anneau. Au
niveau même de cette couture, faites-en une seconde qui
fixera la deuxième bande perpendiculairement à la première (*fig.* 117).

Pour utiliser cette sangle vous devez diviser par deux
épingles de sûreté le grand anneau en trois plus petits :
deux latéraux, qui s'accrocheront à la suspension, et
un médian, par où passera la tête du malade.

Pour savoir où placer les épingles, procédez ainsi :

D'une main, prenez la sangle au point A, où est fixée

la bande verticale; introduisez l'autre main dans l'anneau et tendez-le. Vous déterminez ainsi le point B, diamétralement opposé (*fig.* 118). Réunissez ces deux points dans la même main (il en résulte deux boucles latérales ACB et AC'B) (*fig.* 119).

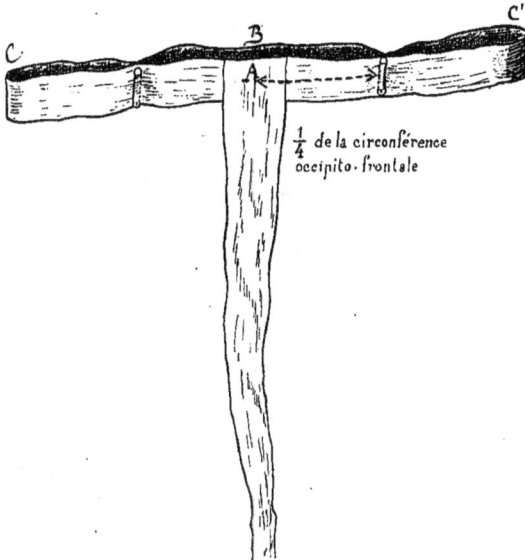

FIG. 120. — Les épingles placées à une distance du point A égale au quart de la circonférence occipito-frontale réunissent les deux côtés des boucles latérales.

Posez le tout bien à plat sur une table et fixez alors l'une à l'autre les deux parties juxtaposées de la bande par deux épingles de sûreté situées de part et d'autre du point A (*fig.* 120), à une distance de ce point *égale au quart du diamètre occipito-frontal du malade*.

Vous pouvez encore établir la place des épingles de la

manière suivante : Après avoir déterminé le point B et
l'avoir superposé au point A, mettez horizontalement la
sangle ainsi doublée sur la face du malade, de manière à

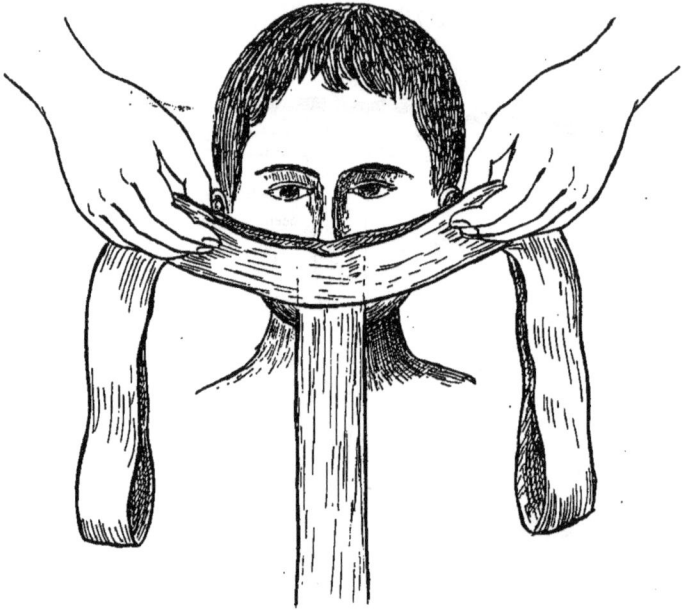

FIG. 121. — Autre procédé pour fixer la place des épingles. Après
avoir superposé les points A et B mettez la sangle, ainsi doublée
horizontalement, sur la face du malade, et avec vos pouces repérez
les points correspondants aux conduits auditifs externes : c'est là
que vous devez piquer vos épingles.

ce que son milieu (les points A et B) corresponde au
nez. Avec vos deux pouces (*fig.* 121), repérez les points
correspondants aux conduits auditifs externes : c'est là
que vous devez piquer vos épingles.

Manière de placer la sangle. — Introduisez la tête
du malade dans l'anneau central, la bande verticale cor-

respondant à l'occiput et se dirigeant par en haut. Si vous avez piqué les épingles en bonne place, la sangle doit passer juste, avec frottement (*fig.* 122); si elle pas-

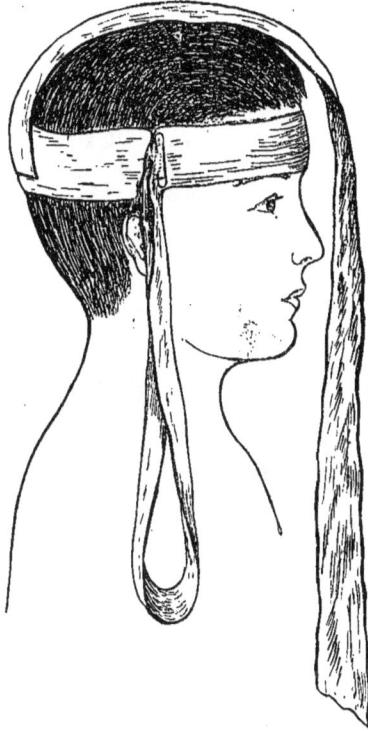

Fig. 122. — La tête doit passer à frottement dans l'anneau central de la sangle.

sait trop facilement ou si, au contraire, elle ne pouvait entrer, rapprochez ou éloignez les épingles, mais déplacez-les toutes deux de la même quantité.

Amenez ensuite le malade sous l'appareil suspenseur; passez les extrémités de la tige dans les anneaux laté-

raux de la sangle et tendez légèrement pour donner un
peu de tenue à l'appareil.

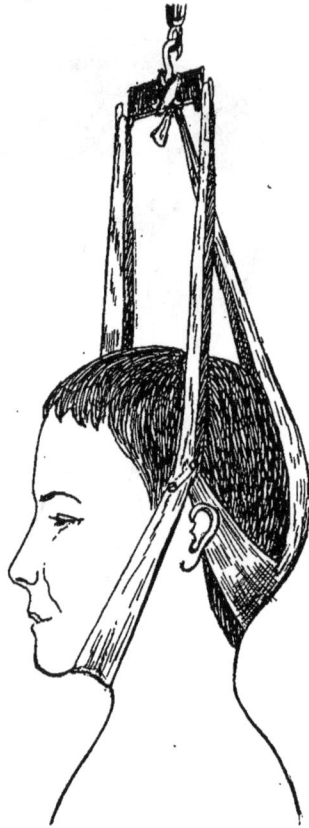

Fig. 123. — Si la sangle n'est pas bien à cheval sur la symphyse
mentonnière, elle dérape en arrière et vient comprimer le larynx.

Mettez la pièce postérieure de la sangle sous l'occiput
et la pièce antérieure **bien à cheval sur la symphyse
mentonnière**. Surtout ne la laissez pas en arrière sous

l'angle du maxillaire; elle risquerait de déraper et de venir comprimer le larynx (*fig.* 123).

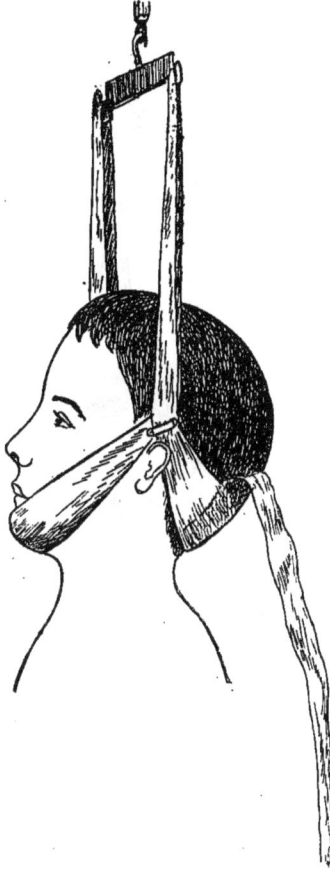

Fig. 124. — Le malade à la suspension regarde le plafond ; c'est pour corriger cette mauvaise attitude qu'on utilise la bande occipitale.

Dégagez ensuite les oreilles. Elles doivent être libres dans l'angle formé par les deux parties mentonnière et occipitale de la sangle. Glissez sous chaque épingle un

10

petit tampon d'ouate pour éviter toute douleur de compression à ce niveau.

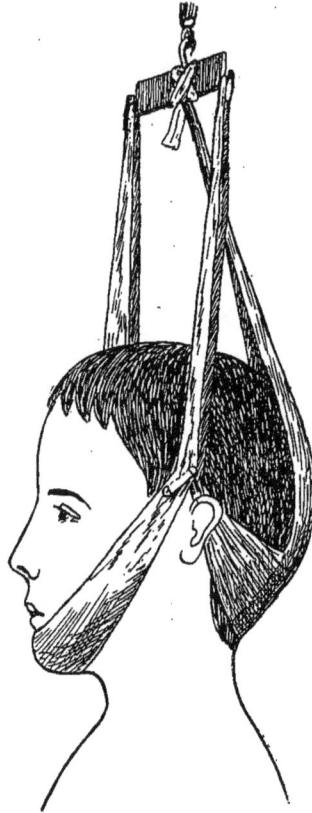

Fig. 125. — Malade à la suspension en attitude correcte.

Votre malade ainsi suspendu a la tête rejetée en
arrière; il regarde presque le plafond (*fig.* 124). Pour
corriger cette attitude, vous allez utiliser la bande fixée à
la partie occipitale de la sangle. Relevez-la, passez-la
sur la tringle et tendez-la; vous ramenez ainsi la tête

dans la position droite. Cessez la traction quand la
tête est bien droite, ni inclinée en arrière, ni fléchie en

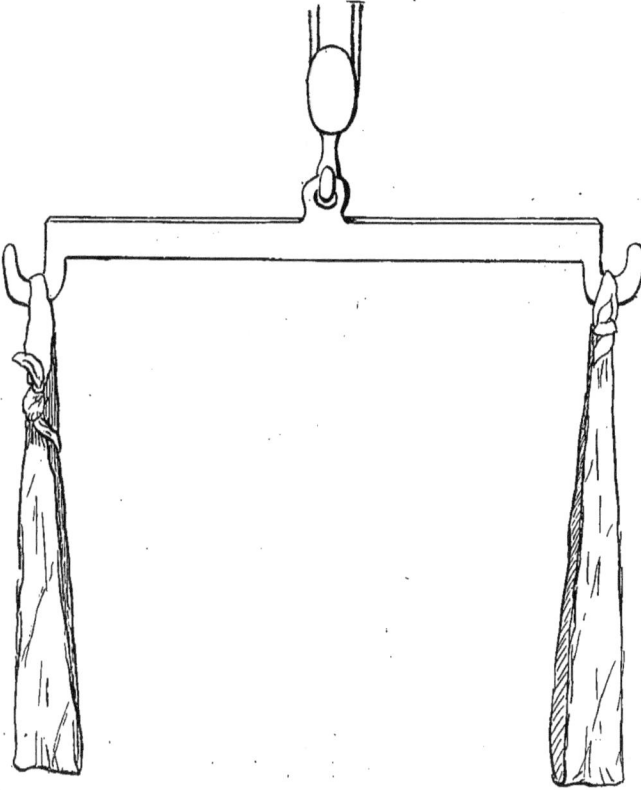

Fɪɢ. 126. — Suspension faite avec deux serviettes. On en accroche
une à chaque extrémité de la tringle.

avant. Fixez alors par un nœud la bande au crochet
(*fig.* 125).

Si votre sangle a été bien confectionnée et bien mise,
la tête ne doit pencher ni à droite ni à gauche. Si par
hasard elle se trouvait inclinée, vous corrigeriez ce dé-

faut en faisant glisser les boucles sur la tringle. N'ayez aucun souci si celle-ci n'est plus horizontale, l'essentiel est que la ligne des yeux le soit.

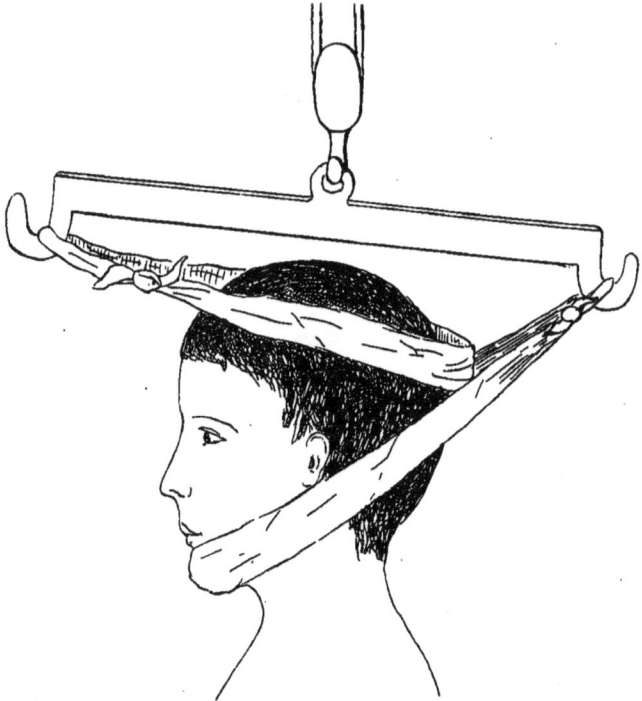

FIG. 127. — La barre de suspension étant placée par rapport à la tête, non en travers, mais en long, c'est-à-dire non comme un chapeau de gendarme, mais comme celui d'un général, vous croisez les deux anses et vous en mettez une sous le menton, l'autre sous l'occiput.

Notre ami le Dr Balencie a imaginé un système de suspension qui pourra vous rendre service lorsque vous serez pris au dépourvu. Bien que ce procédé nouveau paraisse très simple, il exige cependant dans son application une certaine habileté.

Faites, soit avec deux serviettes, soit avec deux bandes de toile, voire même avec de la mousseline à pansement, deux anses de dimensions à peu près égales.

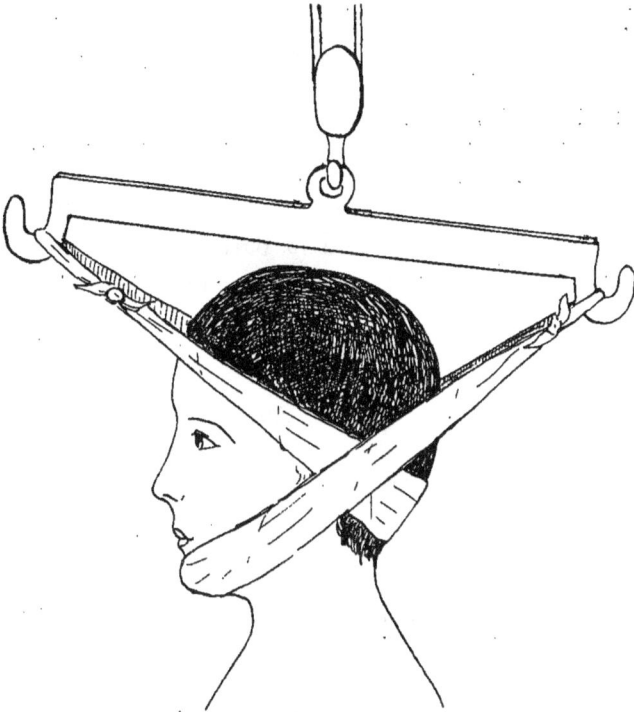

Fig. 128. — Si la tête n'est pas droite, il suffit d'incliner
la tringle.

Veillez seulement à ce que ces anses aient une longueur
légèrement inférieure à celle de la barre où vous devez
suspendre le malade et que cette barre elle-même soit
assez longue (0m60 au moins).

Accrochez ces anses aux extrémités de la barre de
suspension (*fig.* 126) et placez le malade dessous. Dis-

posez la barre par rapport à sa tête, non en travers, mais en long, c'est-à-dire non comme un chapeau de gendarme, mais comme celui d'un général.

Placez alors la tête dans les deux anneaux que vous croiserez en X, c'est-à-dire que l'anneau de devant viendra passer sous la nuque et celui de derrière accrocher le menton (*fig.* 127).

Quand vous tirerez sur la corde de tension, la tête se placera droite d'elle-même; sinon, il vous suffirait de faire basculer avec la main la barre de suspension jusqu'au moment où la tête serait droite (*fig.* 128).

Position à donner au malade dans la suspension.

1° *Tête.*

Quel que soit le mode de suspension que vous ayez adopté, assurez-vous que la tête est parfaitement droite, qu'elle n'incline ni en avant ni en arrière, et que la ligne des yeux est bien horizontale.

2° *Bras.*

Faites soutenir les mains du malade par un aide, ou mieux par un parent dont la vue rassurera l'enfant.

Mais que ce point d'appui ne soit pas suffisant pour permettre au malade de se soulever sur ses bras, ce qu'il cherchera à faire pour diminuer la gêne causée par la suspension. Il remonterait ainsi ses épaules, qui doivent au contraire tomber naturellement. Celles-ci doivent être

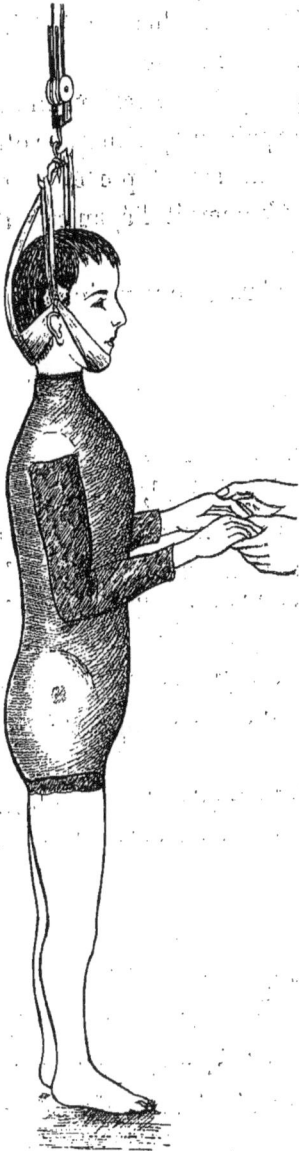

FIG. 129. — Position à donner aux bras; ils ne doivent être portés ni en avant ni en arrière.

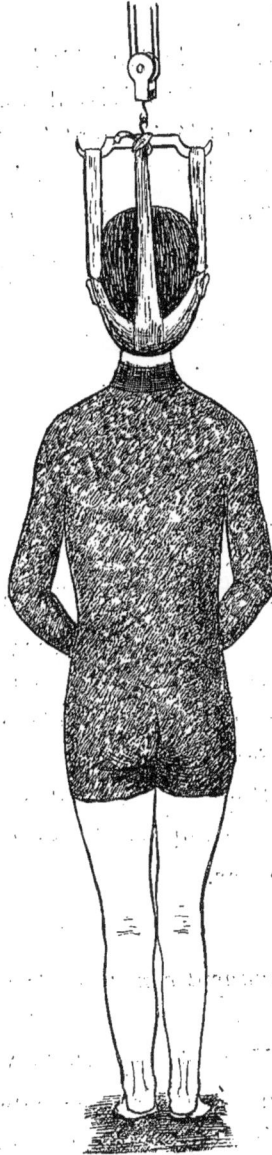

FIG. 130. — Quand le malade est tendu, il doit pouvoir en s'allongeant toucher le sol avec ses talons.

à la même hauteur ; si un côté était plus élevé, faites baisser légèrement la main correspondante.

Les bras doivent tomber à peu près verticalement ; ils seront légèrement écartés du corps pour permettre votre travail, mais veillez à ce qu'ils ne soient portés ni en avant ni en arrière, ce qui déformerait l'épaulette de l'appareil (voir *fig.* 153 et 154).

Les avant-bras, fléchis sur les bras, sont maintenus à peu près horizontaux (*fig.* 129).

3° Pieds.

Les pieds du malade étant placés sur la même ligne et exactement sous le crochet du plafond, tirez sur la corde jusqu'au moment où ses talons commencent à quitter le sol (*fig.* 130); puis, ordonnez-lui, pendant la confection de l'appareil, de les bien appliquer sur le plancher. Il y arrivera facilement, mais vous devrez le surveiller, car il sera tenté de se soulever sur la pointe des pieds pour soulager la traction que supporte son menton.

Son corps sera alors bien tendu, mais ni suspendu... ni surtout *pendu*, mot qu'il faut vous garder de prononcer.

Comment compléter le revêtement.

Une fois le malade à la suspension, vous protégerez son cou par une cravate faite de trois doubles de mousseline molle (*fig.* 131) ou, à son défaut, d'un foulard ou d'un vieux mouchoir très fin. Sa hauteur sera celle du

cou plus 2 centimètres et sa longueur la circonférence
du cou plus 10 centimètres.

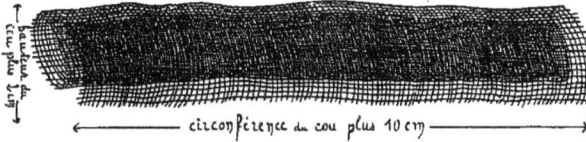

FIG. 131. — Cravate faite avec trois doubles de mousseline molle
pour protéger le cou.

Serrez assez cette cravate et faites-la remonter jusqu'au niveau de l'os hyoïde (*fig.* 132). Un aide la main-

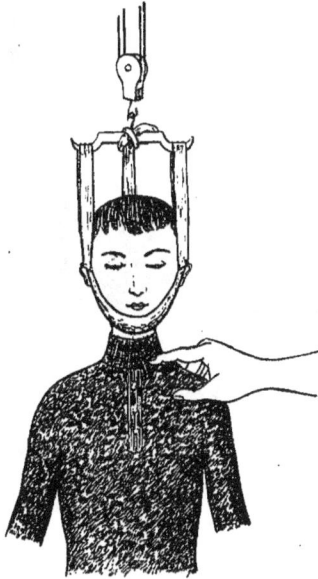

FIG. 132. — Cravate de mousseline en place. Un aide la maintient
avec le doigt.

tiendra fixée avec un doigt jusqu'au moment où vous
aurez placé le col de plâtre.

Sur la poitrine, disposez un carré d'ouate de 2 à
3 centimètres d'épaisseur, s'étendant des clavicules à

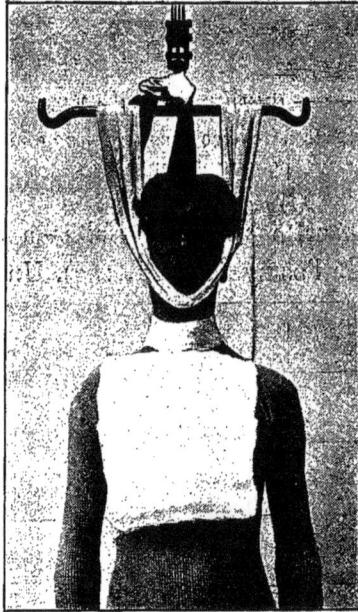

Fig. 133. — Carré d'ouate mis sur la poitrine pour permettre
la respiration.

l'appendice xyphoïde et d'une ligne axillaire à l'autre
(*fig.* 133) [inutile de le faire descendre sur le ventre].
Vous retirerez cette ouate par une fenêtre provisoire dès
que l'appareil sera sec, et l'espace vide que vous aurez
ainsi ménagé permettra au malade de respirer à son
aise.

Technique de l'appareil.

Pendant que vous mettiez le malade à la suspension et que vous complétiez le revêtement, un aide a préparé les bandes et la bouillie plâtrée.

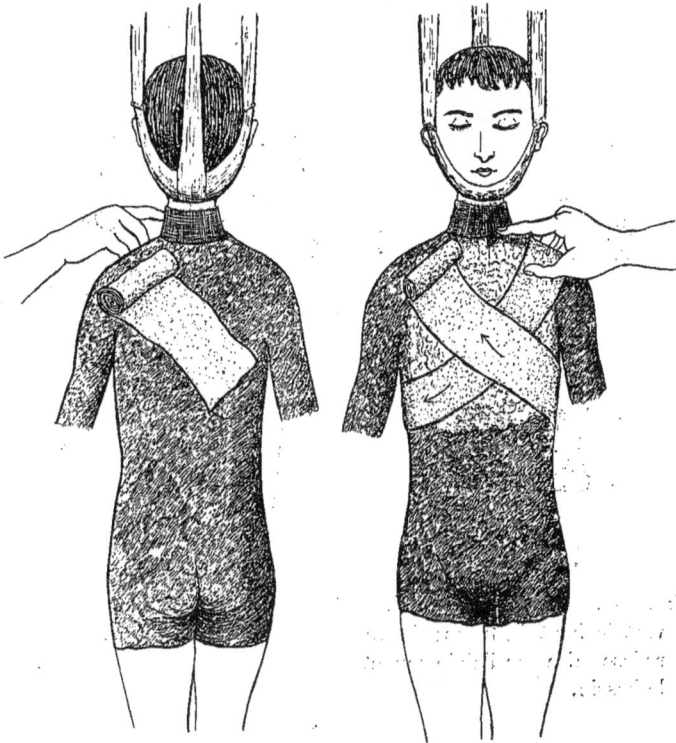

FIG. 134. — Mise en place de la première bande plâtrée.

FIG. 135. — Manière de fixer l'ouate avec la bande plâtrée.

Première bande plâtrée. — Vous plaçant sur le flanc gauche du malade et un peu en arrière, vous jetez un

premier tour de bande (*fig.* 134). Parti de l'omoplate
gauche il monte sur l'épaule droite, redescend en avant

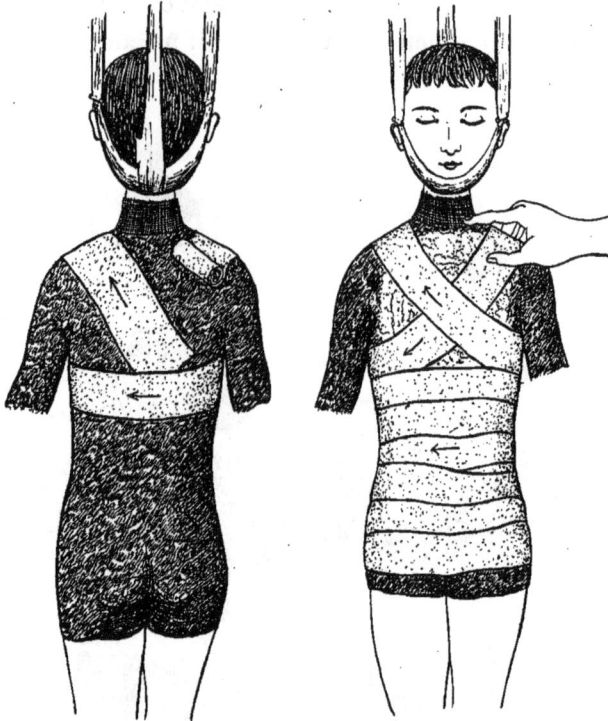

Fig. 136. — La bande a recouvert le haut du tronc; elle va
redescendre sur l'abdomen et
le bassin.

Fig. 137. — Première bande plâtrée en place.

sous l'aisselle gauche, puis va passer sous l'aisselle droite.
De là (*fig.* 135 et 136), remontez encore la bande, mais
cette fois sur l'épaule gauche, puis descendez en faisant
des circulaires sur l'abdomen et le bassin, de manière à
cacher tout le jersey. Votre dernier tour doit être très

bas, cachant les organes génitaux en avant et le pli fessier en arrière (*fig.* 137).

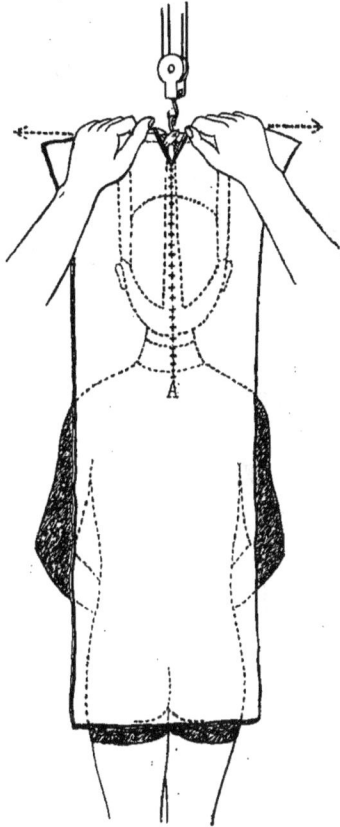

Fig. 138. — Mise en place de l'attelle postérieure; on la soulève jusqu'à ce que son bord inférieur corresponde au pli fessier, puis on la déchire jusqu'au moment où l'on voit la base du cou (le point A) apparaître dans l'angle ainsi formé.

Attelle postérieure. — Elle est destinée à recouvrir le dos et à former les épaulettes.

Prenez-la par un de ses petits côtés, sur le milieu

duquel vous amorcez au couteau une incision. Vous
tenant alors derrière le malade (*fig.* 138), élevez-la

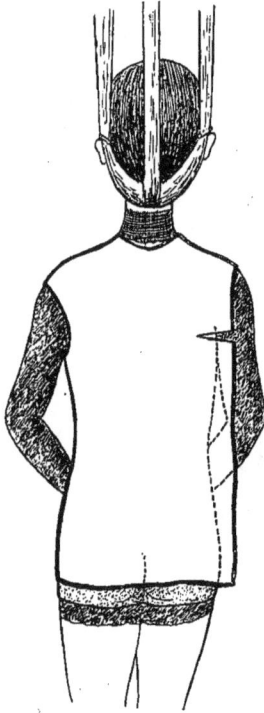

FIG. 139. — Pour per-
mettre à l'attelle de se
mouler sur le dos on fait
une incision sous l'aisselle.

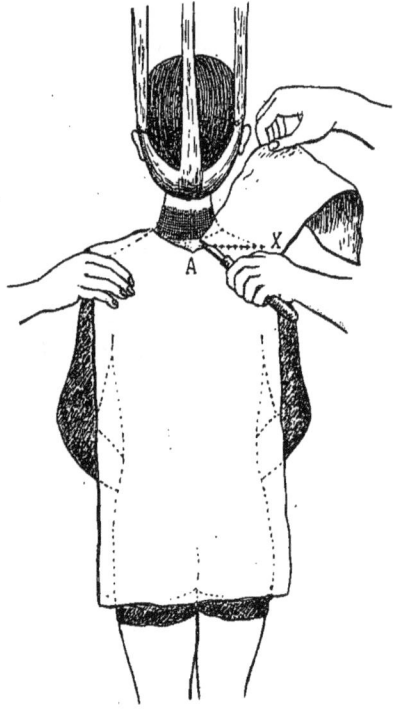

FIG. 140. — Pour faire la bretelle
coupez l'attelle de A en X.

jusqu'à ce que son bord inférieur corresponde au pli
fessier.

En écartant vos mains placées de part et d'autre de la
fente, vous déchirez l'attelle jusqu'au moment où vous
voyez la base du cou du malade apparaître dans l'angle

ainsi formé. Déposez-la alors sur son dos et rabattez chacun des pans coupés sur les épaules.

L'attelle ainsi placée, il s'agit de la mouler exactement

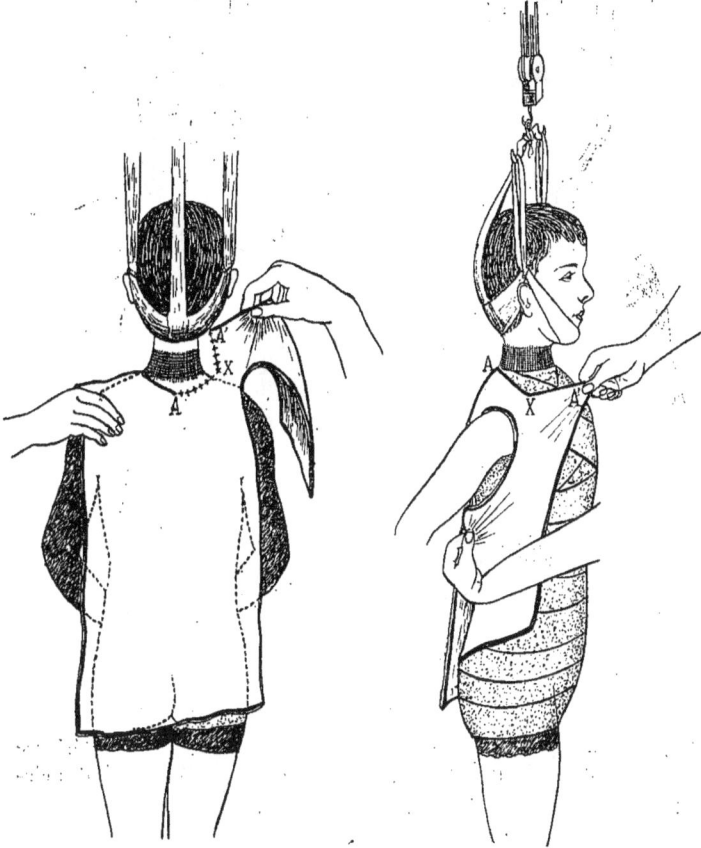

FIG. 141. — En tirant sur le pan coupé antérieur le point X se rapproche du cou.

FIG. 142. — On étale le lambeau antérieur et on ramène, sous l'aisselle, son bord externe en contact avec la partie dorsale de l'attelle; on forme ainsi une bretelle analogue à celle du sac du fantassin.

sur le corps. En arrière, vous êtes gêné par les épaules qui la soulèvent (*fig.* 139) : une incision horizontale de

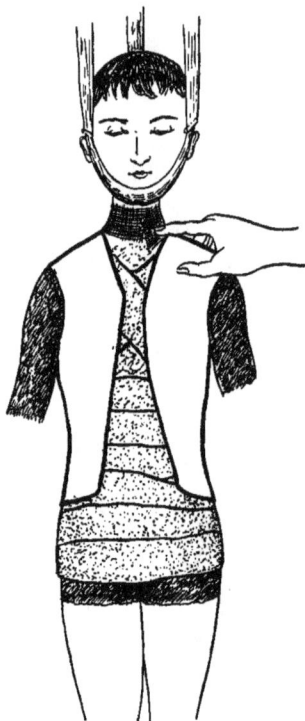

FIG. 143. — Les deux pans cou- pés antérieurs de l'attelle pos- térieure étalés par devant.

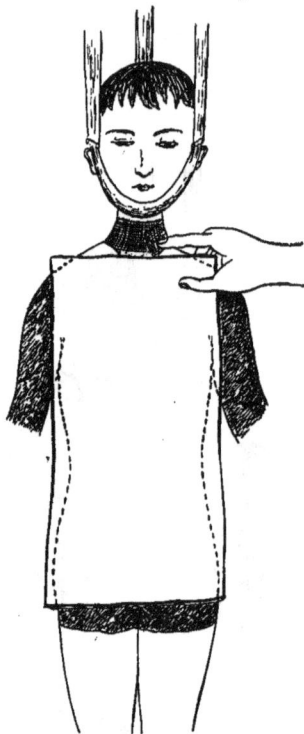

FIG. 144. — L'attelle antérieure part en haut de la ligne des cla- vicules.

10 à 15 centimètres faite sous l'aisselle vous permettra de la faire plaquer sur le dos.

Les deux pans coupés antérieurs sont destinés à ren- forcer l'appareil aux entournures et sur la poitrine. Pour les y appliquer, détachez-les presque de la partie dorsale de l'attelle par une incision horizontale qui part du sommet de l'angle correspondant au cou et ne s'arrête qu'à 10 centimètres du bord extérieur (*fig.* 140). Passez alors devant le malade, soulevez le lambeau ainsi formé et étalez-le bien (*fig.* 141). En tirant légèrement sur son bord externe, ramenez-le, en passant sous l'aisselle, en contact avec la partie dorsale de l'attelle. Vous formez ainsi une bretelle analogue à celle du sac des fantassins (*fig.* 142). Appliquez le reste du pan coupé sur la poitrine, de manière à ce qu'il ne fasse pas de pli. Répétez la même opération de l'autre côté (*fig.* 143).

Attelle antérieure. — Placez un des petits côtés sur la ligne des clavicules (*fig.* 144) et laissez pendre le reste de l'attelle; puis, en tirant sur ses bords latéraux, étalez-la bien, et, si besoin est, faites ici aussi une incision sous les aisselles pour qu'elle plaque bien.

Attelle ceinture. — Serrez-la autour du bassin (*fig.* 145). Son bord inférieur doit correspondre en arrière au pli fessier et cacher en avant les organes génitaux.

Attelle cravate. — Étalez-la et tendez-la dans le sens de la longueur entre vos deux mains (*fig.* 146); puis, enroulez-la autour du cou, mais que son bord supérieur reste à 1/2 centimètre au-dessous du bord supérieur de la cravate qui sert de revêtement. *Serrez assez fort,* car la cravate a toujours tendance à se relâcher, et vous ne risquez pas d'étrangler le malade.

11

Dernière bande plâtrée. — Pendant qu'un aide badigeonne de bouillie tout l'appareil, recouvrez-le entière-

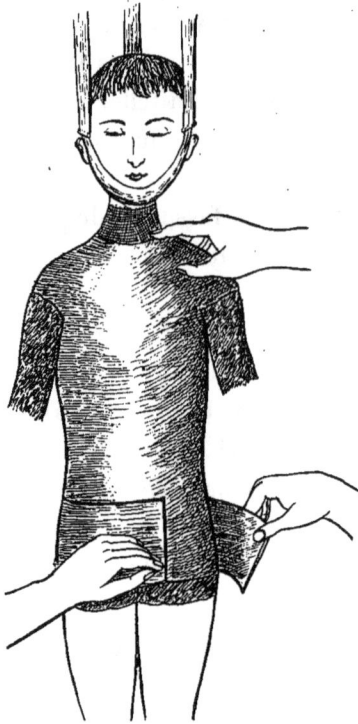

FIG. 145. — Mise en place de l'attelle ceinture. Son bord inférieur doit recouvrir en arrière le pli fessier, en avant les organes génitaux.

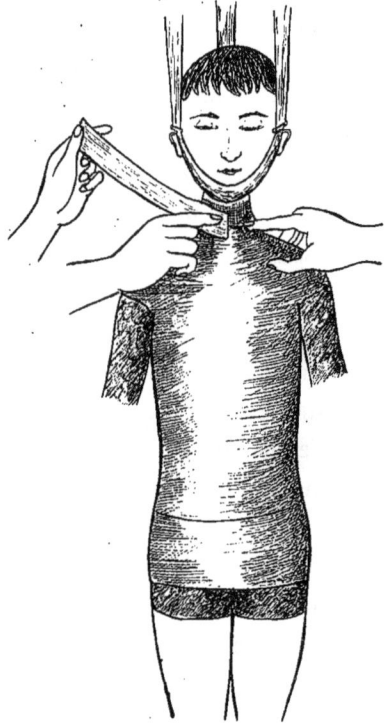

FIG. 146. — La cravate plâtrée doit toujours rester à un demi-centimètre au-dessous du bord supérieur de la cravate de mousseline.

ment avec la dernière bande plâtrée. Vous l'appliquez comme la première; serrez-la seulement assez fort autour du bassin et du bas-ventre, surtout chez les adultes.

En effet, pendant la construction du plâtre le malade est debout, et la masse des intestins tombe en avant. Elle s'affaissera au contraire quand il sera couché, et, si vous n'aviez pris cette précaution, son corset lui serait alors trop grand.

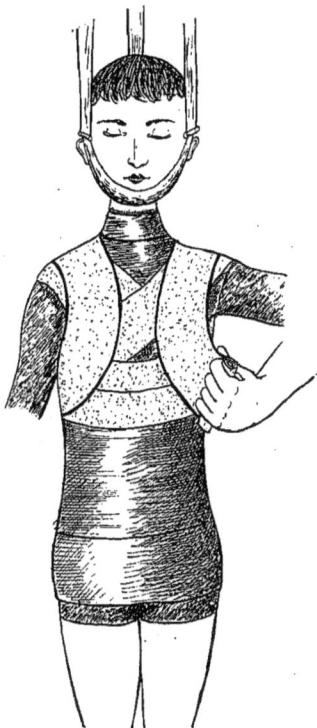

FIG. 147. — Pour bien faire plaquer l'appareil au niveau des bretelles, amenez la bande sur une épaule et, de là, revenez sous l'aisselle, du même côté:

Ayez soin aussi de bien faire plaquer l'appareil au niveau des bretelles. Vous y parviendrez grâce à un tour de bande particulier. Quand, avant de commencer les circulaires autour du tronc, votre bande se trouve en arrière au niveau des omoplates, conduisez-la en avant par-dessus une épaule; de là, en tendant fortement, revenez sous l'aisselle du même côté (*fig.* 147); puis faites la même opération pour l'autre épaule.

Si ce tour de bande faisait corde, ce qui est assez fréquent, vous inciseriez un des bords et feriez plaquer les deux oreilles ainsi formées.

Modelage de l'appareil.

Mettez-vous à genoux ou asseyez-vous derrière le malade; de chaque côté du bassin, placez vos deux mains tenues verticalement, les doigts en l'air légèrement fléchis et écartés (*fig.* 148). Déprimez alors le plâtre avec la pulpe de vos doigts, **au-dessus** de la crête iliaque dont vous suivez le contour; en même temps, du talon de vos mains, pressez dans la fosse iliaque externe.

Vous pouvez encore arriver au même résultat par le procédé suivant (analogue à celui que vous employez pour les grands plâtres du membre inférieur) : toujours placé derrière le malade, vous écartez au maximum le pouce de l'index; avec l'angle ainsi formé, vous déprimez le plâtre **au-dessus** de la crête iliaque, pendant que l'annulaire et le petit doigt repliés appuient dans la fosse iliaque externe (*fig.* 149 et 150).

Ayez bien soin de ne pas appuyer **sur** la saillie osseuse, mais bien **au-dessus** et **au-dessous** d'elle.

Si cela est nécessaire, des aides feront plaquer le cor-

set avec le plat de leur main sur le pubis, le sacrum e
les pectoraux.

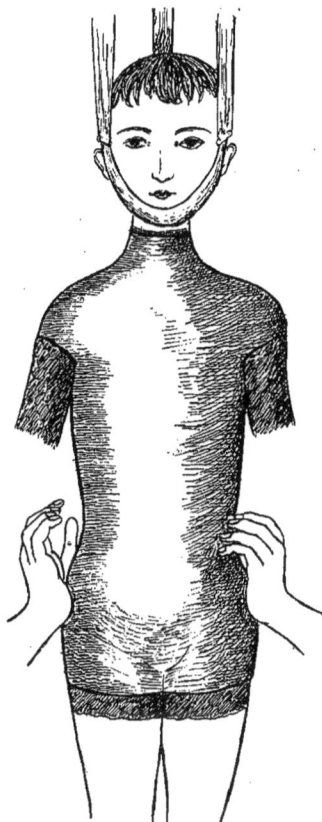

Fig. 148. — *Modelage du bassin, premier procédé :* La main gauche est en place, le plâtre est déprimé par la pulpe des doigts au-
dessus de la crète iliaque et par le talon de la main dans la fosse
iliaque externe. La main droite se met en place, le talon de la
main appuie déjà, les doigts pas encore.

Vous avez alors un corset plâtré tel qu'il est représenté sur les figures 151 et 152.

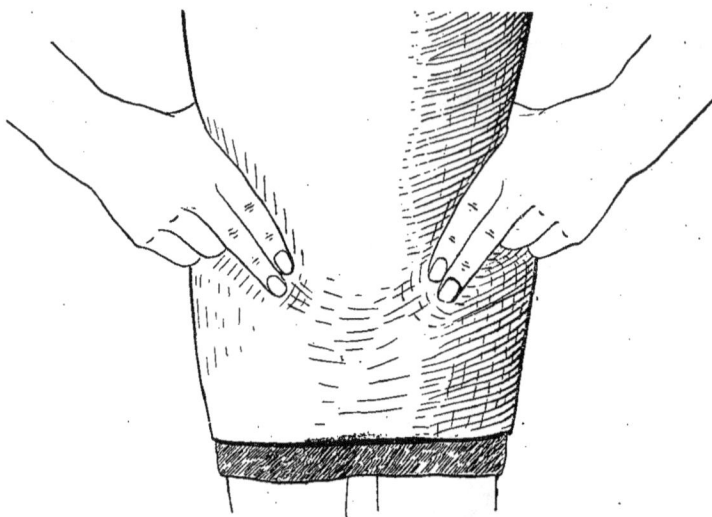

FIG. 149. — *Modelage du bassin, deuxième procédé* (vue antérieure) :
L'index et le médius dépriment le plâtre au-dessus de la crète iliaque.

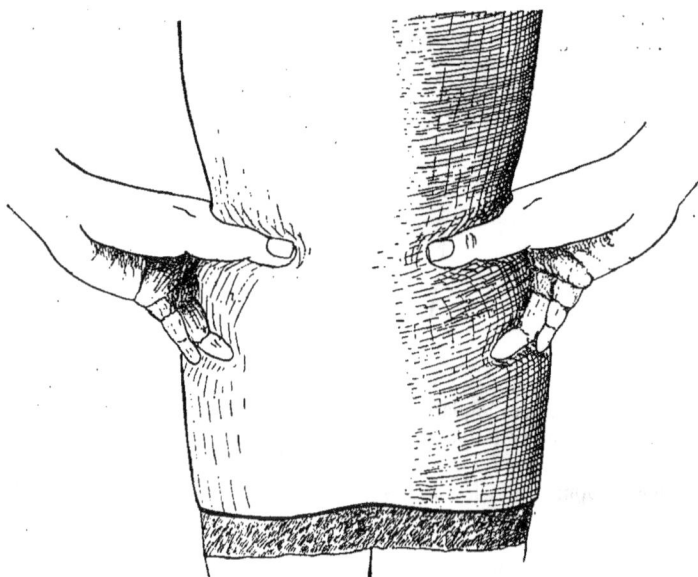

FIG. 150. — *Modelage du bassin, deuxième procédé* (vue postérieure) :
Le pouce continue en arrière le travail de l'index et du médius ; on voit
également l'annulaire et le petit doigt repliés appuyer dans la fosse
iliaque externe.

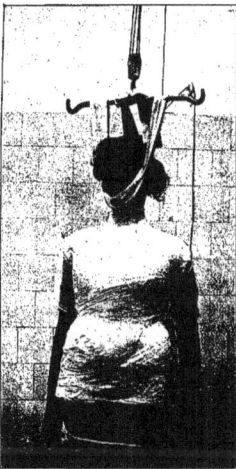

FIG. 151. — Corset plâtré brut (face).

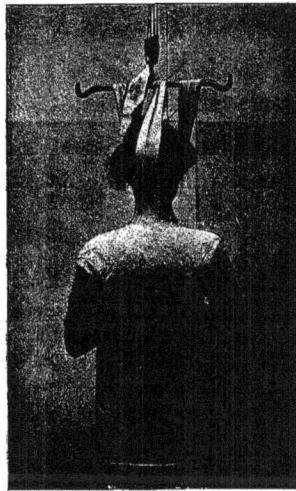

FIG. 152. — Corset plâtré brut (dos).

Attitudes vicieuses à éviter.

Pendant que l'appareil sèche, vérifiez l'attitude du malade :

1° Les épaules doivent être à la même hauteur. Pour l'obtenir, faites élever ou abaisser les mains du sujet.

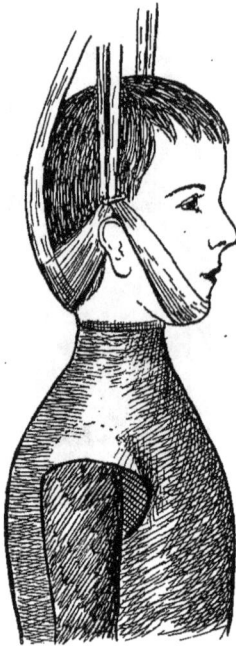

FIG. 153. — Si les bras ont été tenus en avant pendant la dessication du corset, l'entournure bâillera quand l'enfant reprendra sa position normale.

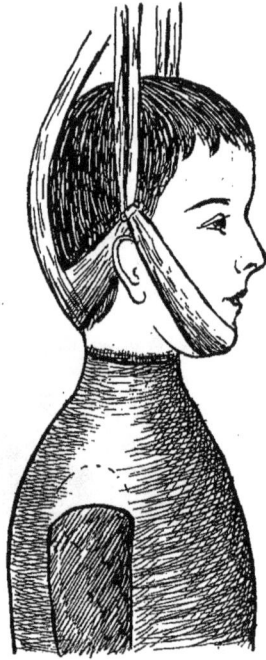

FIG. 154. — Corset ayant séché en attitude correcte, les épaules plaquent exactement.

2° Les bras doivent tomber naturellement, sans être tirés en avant ni repoussés en árrière (*fig.* 153 et 154).

3º Les deux talons doivent reposer également sur le

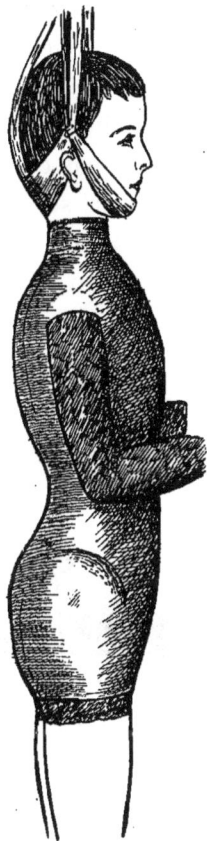

FIG. 155. — Malade ensellé.

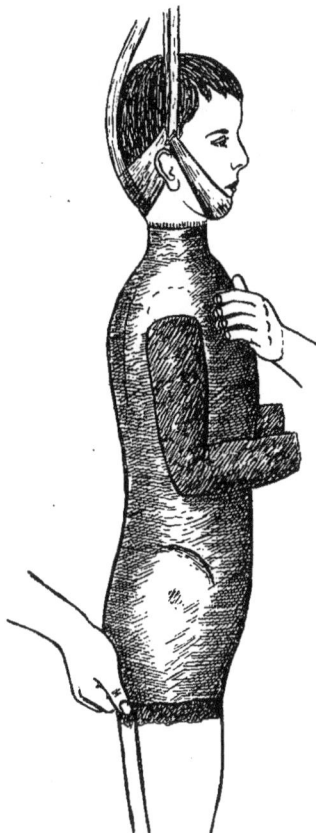

FIG. 156. — Correction de l'ensellure : une main tire sur le
bord postéro-inférieur du corset
et le repousse en avant ; une
autre main renvoie le haut du
corps en arrière.

sol. Surveillez le malade, qui a tendance à n'appuyer que
sur un pied.

4° Le tronc doit être droit. Or, souvent il prend une
position beaucoup trop cambrée ; le haut du corps pen-
che en avant, tandis que le bassin pointe en arrière
(*fig.* 155). Il y a de l'ensellure lombaire.

Saisissez alors d'une main le bord inférieur et postérieur du corset, tirez-le fortement vers le bas et repous-
sez-le en avant ; de l'autre main appuyée sur le ster-
num, rejetez le haut du corps en arrière (*fig.* 156).

Comment coucher le malade.

Pour enlever la sangle, il suffit de détacher une des
épingles.

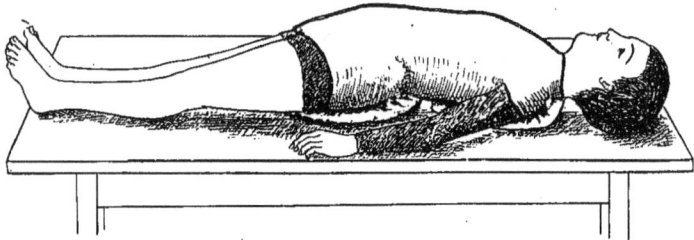

Fig. 157. — Pour finir de laisser sécher l'appareil, on couche le malade sur des coussins. Veillez à ce que la nuque soit plus basse que
le dos, sans cela le col gêne le malade.

Mettez sur la table un ou deux oreillers recouverts
d'un drap, c'est sur eux que reposera le dos du malade
(*fig.* 157).

Veillez, en le portant, à ce que les cuisses ne plient pas
sur le bassin comme il est dit page 250, et en le couchant à ce **que la tête ne soit pas soulevée**

Échancrures.

DEVANT (*fig.* 158).

Epaules. — Dégagez-les par une incision verticale partie en haut de l'interligne scapulo-huméral et descendant jusque dans le creux de l'aisselle.

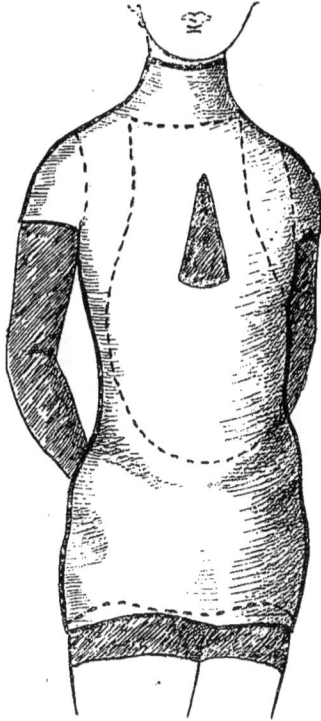

FIG. 158. — Tracé des échancrures. On voit sur la poitrine la fenêtre provisoire.

Deux jours plus tard, invitez le malade à porter la main à sa bouche; voyez les points qui gênent ce mouvement et, pour le rendre facile, arrondissez l'incision primitive.

Bord inférieur. — Repérez, en glissant une main sous le plâtre, le bord inférieur du pubis et coupez, par une

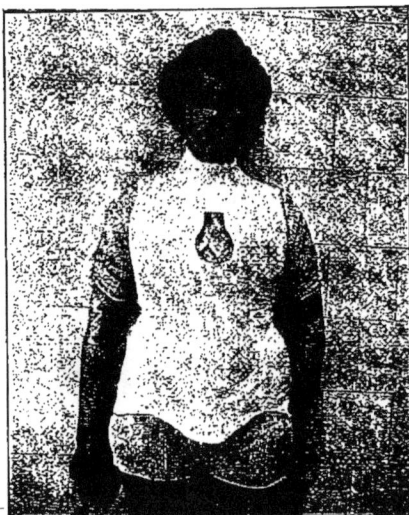

Fig. 159. — Par la petite fenêtre provisoire on a retiré la ouate mise sur la poitrine.

incision horizontale passant par ce point, toute la portion du plâtre située au-dessous. Priez ensuite le malade de fléchir doucement les cuisses et, au niveau de la saillie que forment le droit antérieur et le couturier, faites une légère encoche permettant une flexion de 40°.

Deux jours plus tard, vous remontez votre incision de manière à laisser au malade la possibilité de fléchir les cuisses à angle droit sur le bassin.

Col. — Échancrez seulement de 1 ou 2 millimètres pour régulariser le bord supérieur.

Poitrine. — Faites une ouverture dont le bord supérieur, long de 4 à 5 centimètres, correspondra à la troi-

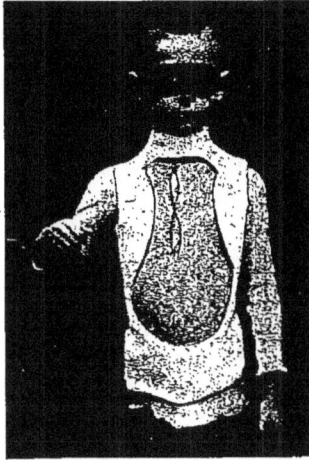

Fig. 160. — Corset échancré.

sième côte et dont le bord inférieur, ayant 10 à 12 centimètres, sera au niveau de l'appendice xyphoïde. Par cette ouverture, retirez toute la ouate mise sur la poitrine (*fig.* 159).

Deux jours plus tard, dégagez largement la poitrine et le ventre par une fenêtre en forme de lyre (*fig.* 160). Son bord supérieur sera au niveau de la fourchette sternale et aura comme longueur la moitié de la distance séparant les deux articulations scapulo-humérales. Ses bords latéraux descendront d'abord parallèlement aux

échancrures des épaules, puis s'écarteront pour former
la partie renflée de la lyre, ils se rejoindront enfin au-

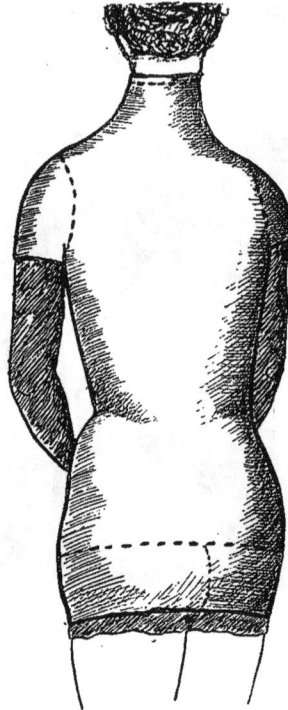

FIG. 161. — Tracé des échancrures (vue postérieure).

dessous de l'ombilic par une courbe à concavité supérieure.

DOS (*fig.* 161).

Épaules. — On les dégage par une incision verticale
passant au niveau de l'interligne articulaire.

Ceinture. — Coupez tout ce qui se trouve au-dessous
d'une horizontale passant par le coccyx.

CORSET A GRAND COL, OU COL MÉDICIS, OU MINERVE[1].

SOMMAIRE. — Ce qu'il faut. — Préparation du malade. — Suspension.
— Comment compléter le revêtement. — Technique de l'appareil.
— Modelage. — Attitudes vicieuses à éviter. — Comment coucher
le malade. — Échancrures.

Ce qu'il faut.

Revêtement. — Le même que pour le corset à col
officier, mais la cravate en mousseline n'aura pas
la même forme.

Bandes plâtrées. — Quatre pour enfants;
                 Six pour adultes.

Attelles. — Les mêmes que pour le corset à col officier, mais au lieu d'une seule attelle cravate il
en faut trois :

     Deux seront carrées, ayant 25 centimètres de côté;

     La troisième aura, pour largeur, la distance des
lèvres à l'os hyoïde; pour longueur, la circonférence occipito-mentonnière.

Plâtre. — 3 kilos 1/2 pour enfant;
           4 kilos 1/2 pour adulte.

Suspension, sangle et *épingles,* comme dans le corset
à col officier.

---

1. Ce corset ne diffère du précédent que par le col; aussi ne don-
nerons-nous que la technique de cette partie, renvoyant le lecteur au
chapitre précédent pour la construction du reste de l'appareil.

Préparation du malade.

Les parties occipitale et mentonnière de la tête devant rester enfermées dans le plâtre, il leur faut une préparation particulière.

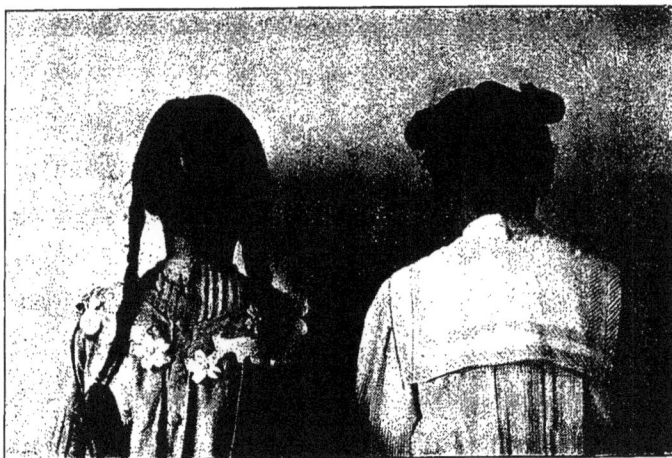

Fig. 162. — Quand on met une Minerve, il faut disposer les cheveux en deux nattes placées sur les côtés de la tête, nattes que l'on enroule au moment de faire l'appareil.

C'est ainsi que chez les hommes il sera bon de laisser la barbe pousser pendant quelques jours avant de mettre la mentonnière; sans cela, les poils trop courts frottant contre le plâtre occasionnent de grandes douleurs.

Chez les femmes, il faut une coiffure particulière (si elles ne veulent pas faire le sacrifice de la partie de leurs cheveux qui restera cachée par le plâtre). On dis-

posé la masse des cheveux comme il est représenté
(*fig.* 162), et pendant la confection de la Minerve on
recouvre la tête avec un bonnet de coton.

Suspension.

Placez le revêtement et suspendez le malade, comme
il a été dit au chapitre précédent. Mais ici, veillez par-

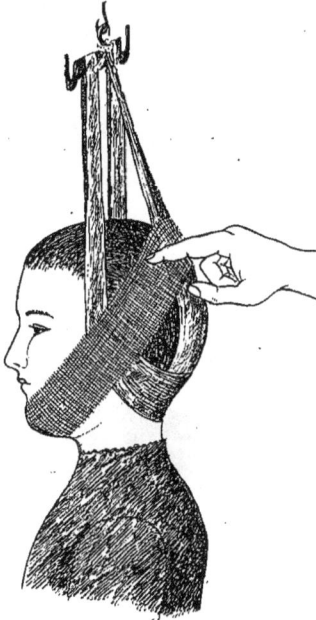

Fig. 163. — Mise en place de la cravate.

ticulièrement à ce que la tête soit bien droite; elle sera
fixée par le plâtre dans la position que vous lui donnerez, il importe donc qu'elle soit en attitude correcte.
Rapprochez le plus possible les deux anses de la san-

12

gle, qui s'accrochent à la tringle pour que par leur
écartement elles ne fassent pas trop bâiller la partie
céphalique de l'appareil. Pour la même raison, que les
tampons d'ouate placés sous les épingles soient très
petits.

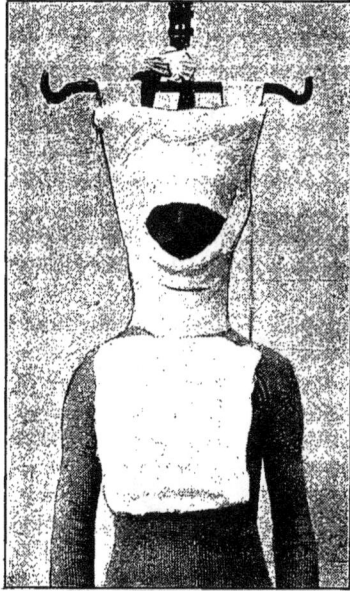

Fig. 164. — Le revêtement d'ouate de la tête et le carré placé sur la
poitrine.

Comment compléter le revêtement.

Avec une étoffe aussi fine que possible (mousseline
molle de préférence), faites une cravate[1] qui ait pour

1. Voir page 152 la manière de faire cette cravate.

largeur la distance des lèvres à l'os hyoïde, et, pour longueur, quelques centimètres de plus que la circonférence occipito-mentonnière du sujet.

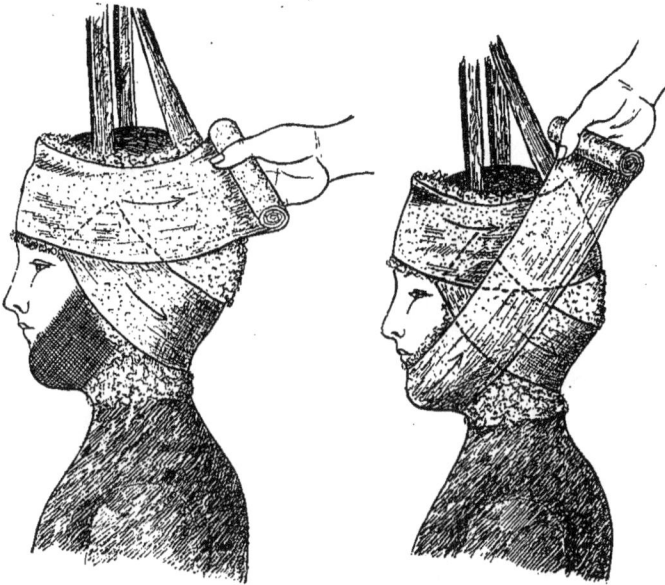

Fig. 165 et 166. — Parcours de la bande plâtrée qui recouvre la tête.

Placez-la par-dessus la sangle, le malade étant à la
suspension (*fig.* 163). Partie de l'occiput, elle descend
sur le menton, affleurant aux lèvres par son bord supérieur, puis remonte à son point de départ, où un doigt
la maintient en place.

Ensuite, avec de l'ouate disposée en couche très
mince, recouvrez le front, la nuque et le cou du sujet
(*fig.* 164). On ne doit voir que ses yeux, son nez, sa
bouche, et, entre les trois montants de la sangle, le sommet de sa tête.

Technique de l'appareil.

Première bande plâtrée. — Vous l'enroulez en commençant par la tête (*fig.* 165 et 166).

L'extrémité de la bande recouvre l'oreille. De là, elle

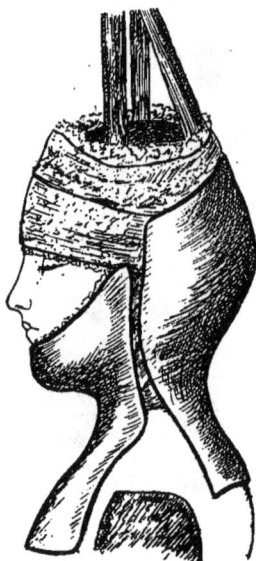

FIG. 167. — Attelles mentonnière   FIG. 168. — Attelle en cravate.
          et occipitale.

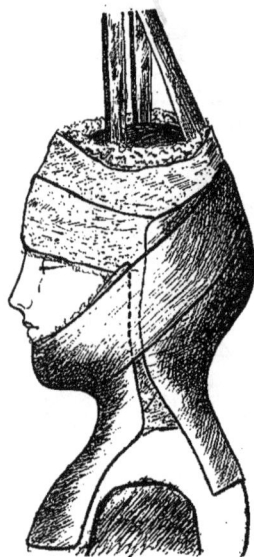

descend sous la nuque pour remonter ensuite sur le
front. Puis, par un circulaire horizontal, elle va sur
l'occiput; elle en descend pour passer à cheval sur le
menton en affleurant la lèvre inférieure et revient sur
l'occiput.

Si à ce moment tout le revêtement céphalique n'est
pas recouvert, vous le cacherez d'un nouveau jet de

bande qui, suivant le même trajet que le premier, le che-
vauchera légèrement.

Après avoir fait un ou deux circulaires assez lâches
autour du cou, enroulez ensuite la bande plâtrée sur le
tronc, comme il a été indiqué pour le corset à col officier.

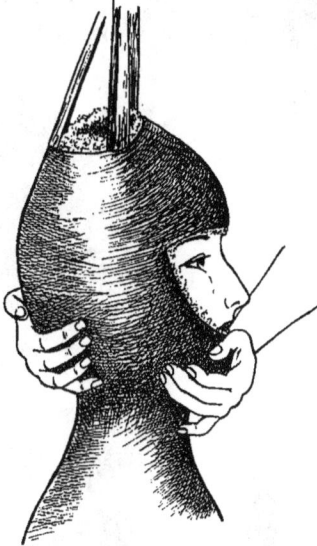

Fig. 169. — Modelage de la tête.

Attelles. — Mettez en place les attelles du tronc (postérieure, antérieure et ceinture) comme dans le corset à
col officier. Appliquez ensuite, en les faisant bien plaquer avec le plat de votre main, les carrés préparés pour
la tête. Mettez-en un derrière la nuque, allant du vertex
aux omoplates ; un sous le menton, des lèvres à la poitrine (*fig.* 167). Enfin, avec l'attelle longue, encerclez
le tout en suivant le trajet de la cravate de mousseline
(*fig.* 168).

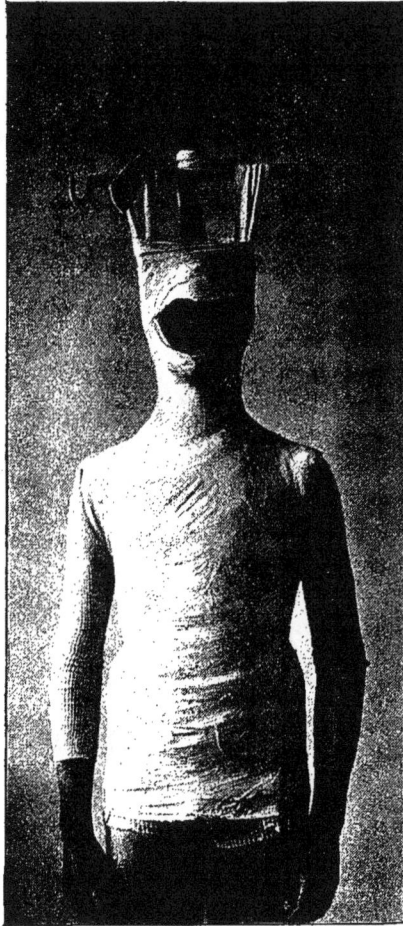

FIG. 170. — Appareil à grand col non échancré.

Dernière bande plâtrée. — Pendant qu'on recouvre l'appareil de bouillie plâtrée, enroulez la dernière bande comme vous avez fait pour la première.

Modelage.

Modelez l'appareil sur le tronc comme un corset à col officier.

Pour la partie céphalique (*fig.* 169), passez plusieurs

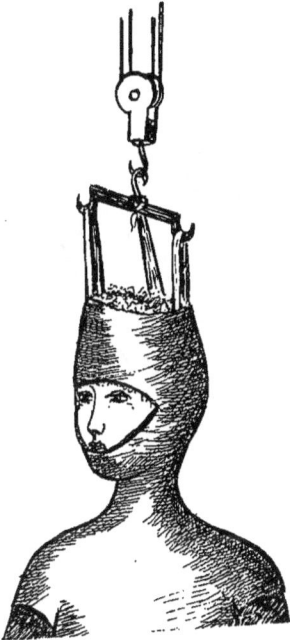

Fig. 171. — Le malade tourne la tête.

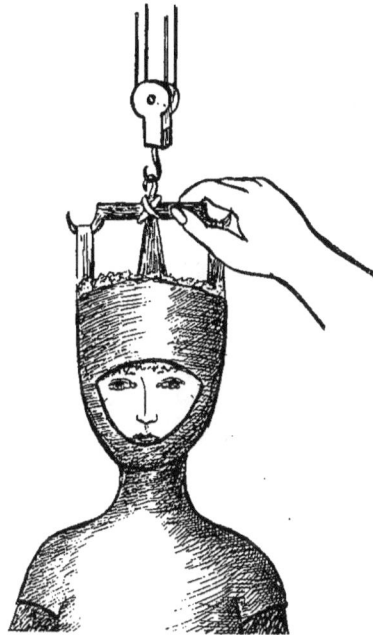

Fig. 172. — En agissant sur la barre de suspension vous ramenez la ligne des yeux parallèle à celle des épaules.

fois votre main sous le maxillaire du malade de manière à rendre bien horizontale la surface du plâtre. Frottez aussi, mais très légèrement, la nuque du malade comme si vous la caressiez ; vous modèlerez ainsi l'appareil sans risquer de comprimer les surfaces osseuses.

Vous avez alors un appareil comme celui représenté à la figure 170.

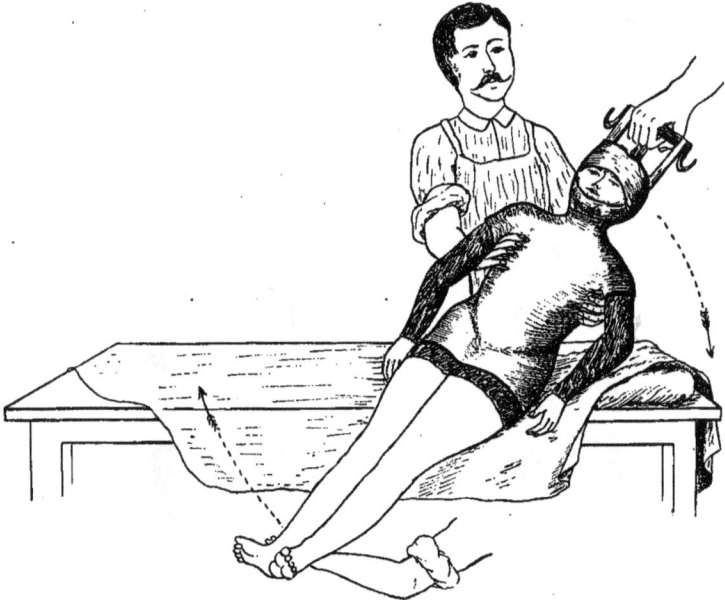

FIG. 173. — Manière de coucher les malades adultes. Il faut éviter de faire plier le tronc et de bouger la tête.

Attitudes vicieuses à éviter.

Toutes celles qui peuvent se produire dans le corset à col officier. Mais, de plus ici, la tête ayant tendance à tourner à droite ou à gauche, placez-vous face au malade, et, en agissant sur la barre de suspension, faites que la ligne des yeux soit parallèle à celle des clavicules (*fig.* 171 et 172).

Comment coucher le malade.

Evitez de le coucher sur une table dure, mais placez-le sur des oreillers en veillant à ce que la tête soit dans le vide.

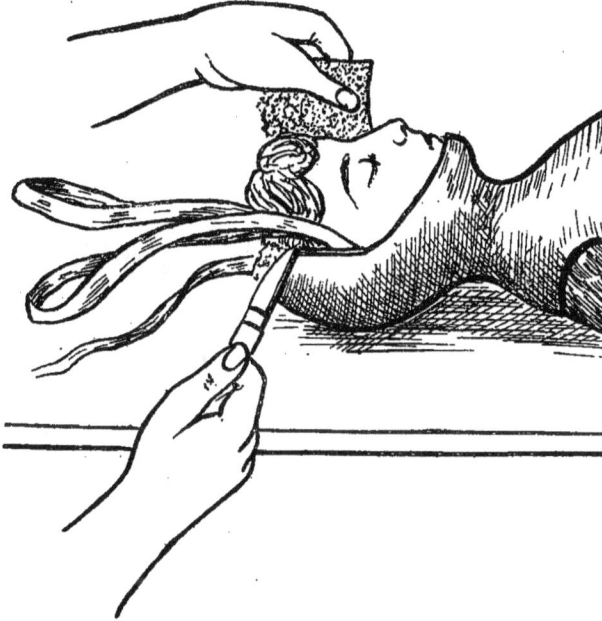

Fig. 174. — Sitôt l'appareil terminé on enlève le bandeau frontal. (C'est par erreur que la tête repose sur la table, voir *fig. 176* et *177*.)

Si le malade était trop lourd, placez une table derrière lui, puis décrochez-le et dites-lui de se laisser tomber en arrière. Placé derrière, tirez-le par la sangle en ayant bien soin que votre traction s'exerce dans l'axe du corps, tandis qu'un aide soutient les jambes. Quand le malade est presque horizontal, faites-le pivoter pour le ramener dans le grand axe de la table (*fig.* 173).

Échancrures.

Front. — Sitôt le malade sur la table, dégagez son front, cela le soulage beaucoup. Invitez-le à fermer les yeux, et soulevez, après l'avoir coupé sur le côté, le bandeau qui recouvre son front (*fig.* 174).

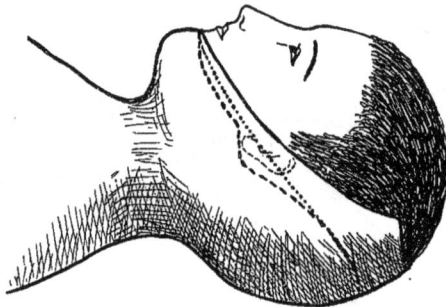

Fig. 175. — On coupe tout ce qui se trouve au-dessus d'une ligne partie de la protubérance occipitale externe et passant à mi-chemin entre la lèvre inférieure et le bas du menton.

Une demi-heure ou trois quarts d'heure après, vous ferez les autres échancrures.

Bras et bord inférieur. — Comme pour un corset à col officier.

Tête. — Enlevez tout ce qui se trouve au-dessus d'une ligne partie du sommet de la nuque et passant à mi-chemin entre la lèvre inférieure et le bas du menton (*fig.* 175).

Cette section croise l'oreille vers son milieu. Faites à ce niveau une encoche qui libère complètement le pa-

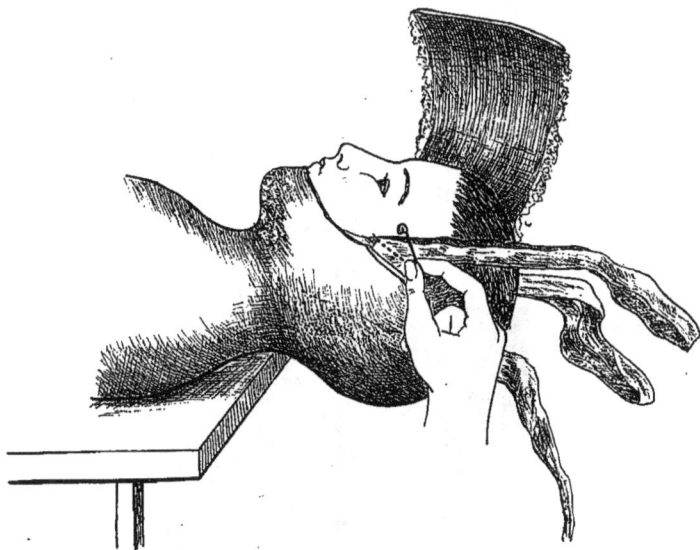

FIG. 176. — Pour enlever la sangle, on commence par retirer les épingles.

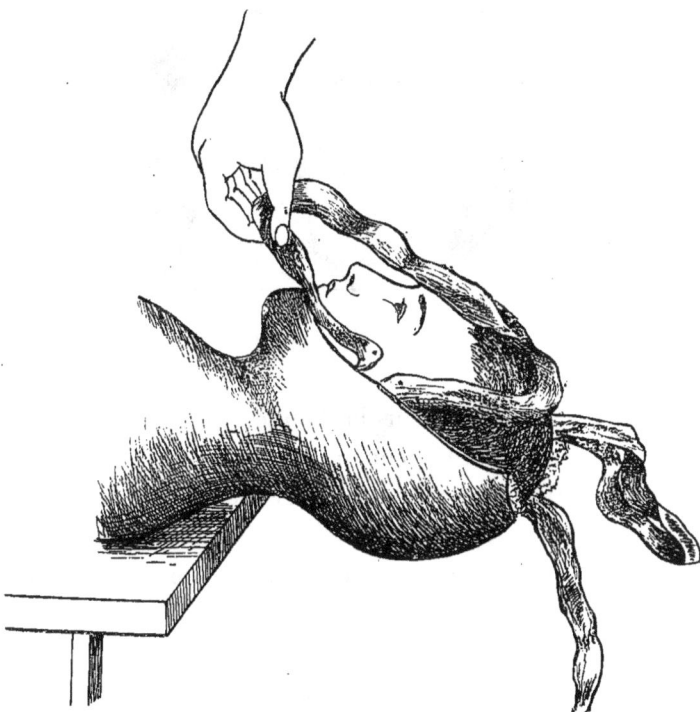

FIG. 177. — Les épingles enlevées, il suffit de tirer sur la bande.

villon et rasez la petite pointe de plâtre que vous avez
ainsi créée en avant de celui-ci.

Les épingles de la sangle se trouvent alors dégagées.

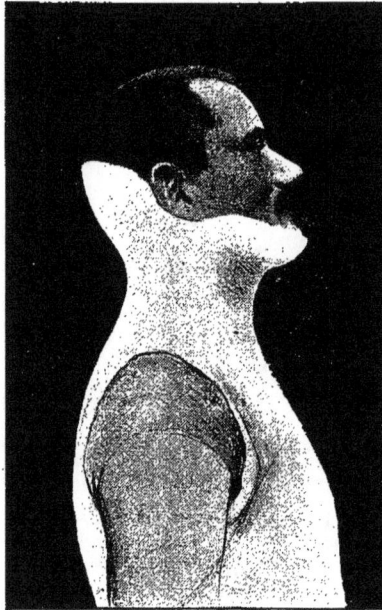

FIG. 178. — Minerve échancrée.

Enlevez-les et tirez sur la bande, qui sort facilement
(*fig.* 176 et 177). Cependant, si elle ne suivait pas votre
traction, glissez vos mains en arrière de la mâchoire inférieure et tirez la tête ; elle s'énucléera légèrement
de son entonnoir de plâtre, et la sangle viendra aisément.

Deux jours plus tard, régularisez le bord de la Minerve : elle doit arriver en arrière jusqu'au sommet de la
nuque, sinon son bord supérieur blesse le malade

couché; vous laisserez devant le menton une petite bande de plâtre qui empêchera de projeter la tête en avant (*fig.* 178).

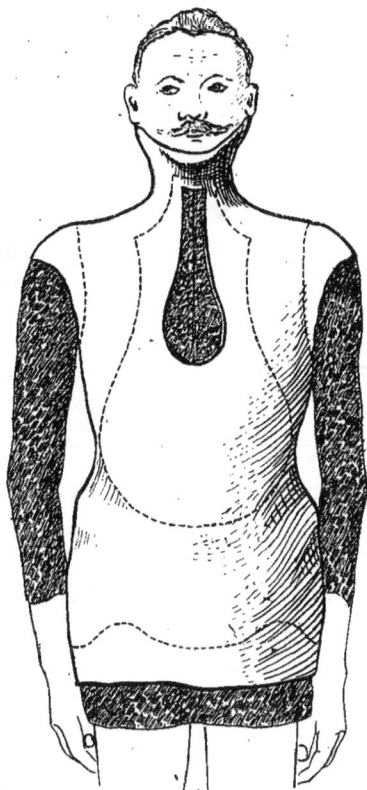

FIG. 179. — Tracé des échancrures.

Poitrine. — Le premier jour, faites une fenêtre très étroite qui, partie de l'os hyoïde, descende jusqu'à l'appendice xyphoïde. Retirez le coton par cette ouverture (*fig.* 179).

Deux jours plus tard, faites une fenêtre semblable à celle du corset à col officier, mais remontant plus haut et dégageant le cou (*fig.* 180).

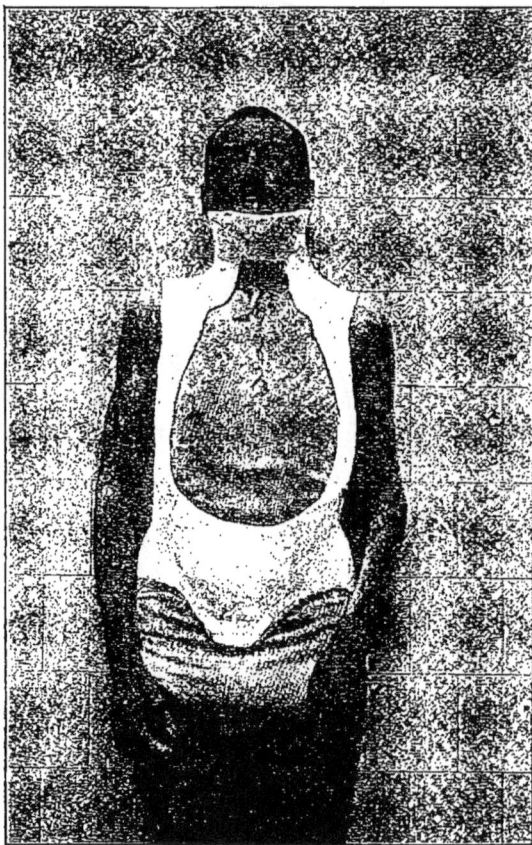

Fɪɢ. 180. — Appareil échancré.

APPAREILS DANS QUELQUES CAS CLINIQUES.

SOMMAIRE. — Corset pour mal de Pott (choix du corset; fenêtre et compression au niveau de la gibbosité; fenêtre pour abcès; technique dans le cas de paraplégie). — Corset pour scoliose. — Corset pour fracture de la colonne vertébrale. — Appareil pour mal de Pott et coxalgie. — Appareil pour sacro-coxalgie.

Corset pour mal de Pott.

CHOIX DU CORSET.

Faites un *corset à col officier* si vous êtes en présence d'un mal de Pott siégeant au niveau de la sixième vertèbre dorsale ou au-dessous d'elle.

Mettez un *corset à grand col*, au contraire, quand le foyer tuberculeux sera au-dessus de cette sixième vertèbre; quand il existera une très forte gibbosité; quand il y aura paralysie.

FENÊTRE ET COMPRESSION AU NIVEAU DE LA GIBBOSITÉ.

1º *Leur utilité*. — Pour vous rendre compte de la nécessité de cette fenêtre, faites une ouverture dans le dos d'un corset plâtré : vous trouverez toujours un espace assez grand entre la peau et l'appareil (pour si exact que soit celui-ci); vous y verrez la colonne vertébrale se dé-

placer, se rapprochant ou s'éloignant du plâtre suivant
les mouvements de la respiration.

Ce vide est nécessaire pour que le malade puisse respirer et tolérer l'appareil, mais il permet à la bosse de
se développer, et, en frottant contre le plâtre, de devenir le siège d'une eschare.

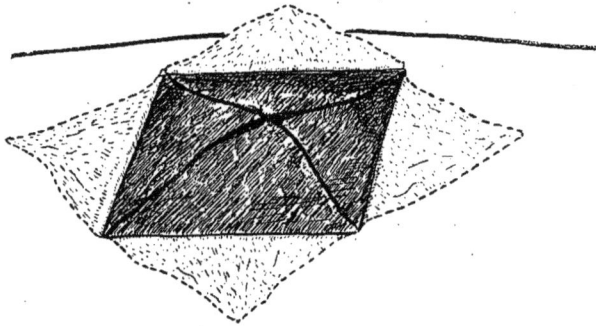

FIG. 181. — Une fois le plâtre enlevé au niveau de la fenêtre dorsale, vous coupez le jersey suivant les diagonales du rectangle
ainsi formé.

Pour éviter ce double inconvénient, **ouvrez le plâtre
au niveau de la gibbosité et bourrez la fenêtre ainsi
formée de tampons d'ouate fortement tassés.**

Beaucoup d'orthopédistes font la fenêtre pour éviter la
formation des eschares, mais ils la laissent béante. C'est
vouloir augmenter la difformité que de supprimer juste
à son niveau l'appui du corset, et les vertèbres malades
s'énucléeront par cette sorte de ventouse beaucoup plus
vite qu'elles ne l'auraient fait si le mal avait été livré à
lui-même. Au contraire, une compression faite avec du
coton bien tassé, maintenu par une bande gommée, ne
pourra pas blesser le malade, et, par son action continue

sur la bosse, fera rentrer dans le rang les vertèbres qui en étaient sorties.

2ⁿ *Leur technique.* — Laissez sécher le plâtre pen-

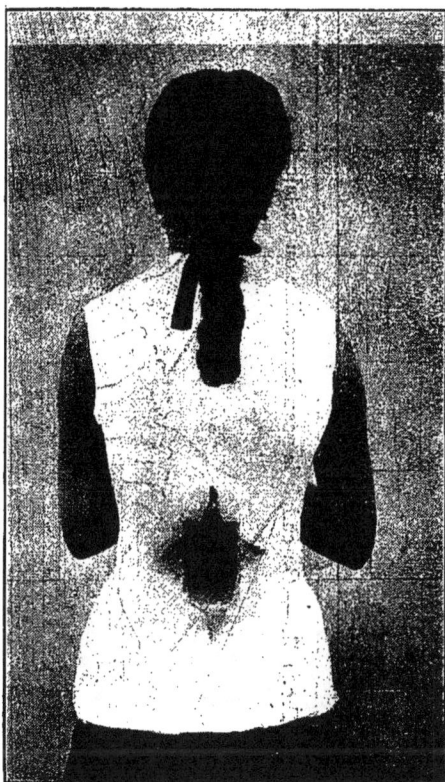

Fɪɢ. 182. — Fenêtre dorsale ouverte avec le jersey relevé.

dant deux jours avant de faire la fenêtre; mais si la gibbosité est anguleuse, avec une apophyse épineuse proéminente, pratiquez-la le soir même de la pose de l'appareil.

13

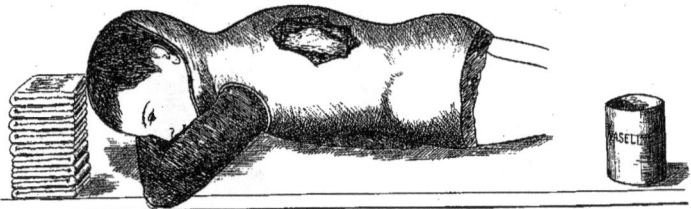

Fig. 183. — On enduit la peau de vaseline ou de talc.

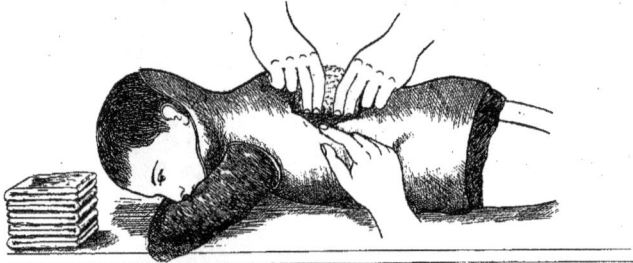

Fig. 184. — On introduit un à un les carrés d'ouate, en ayant bien soin de les étaler.

Elle doit être assez grande : en haut et en bas, elle dépassera d'au moins deux vertèbres les limites de la gibbosité ; en largeur, elle débordera de deux bons centimètres les apophyses transverses.

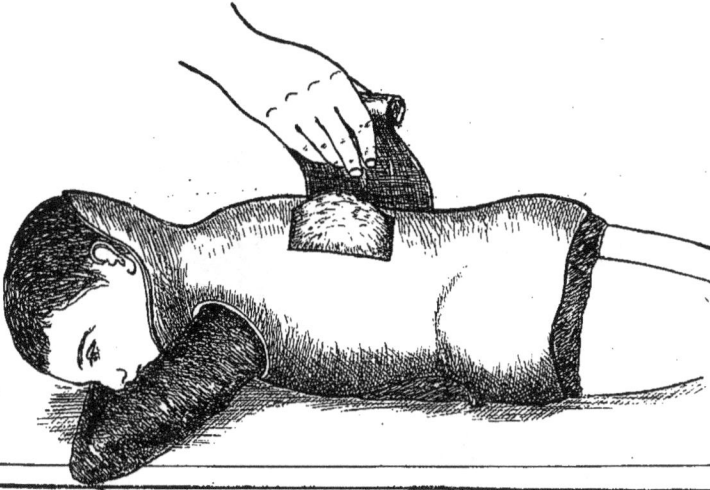

FIG. 185. — Avec une bande de tarlatane gommée on fait disparaître le dôme formé par la ouate.

Une fois le plâtre de la fenêtre enlevé, coupez le jersey avec des ciseaux suivant les diagonales du rectangle que vous avez mis à découvert (*fig.* 181), et rabattez sur l'appareil les quatre petits triangles ainsi obtenus (*fig.* 182).

Nettoyez alors la peau mise à nu et enduisez-la de vaseline (*fig.* 183). Introduisez ensuite des carrés d'ouate de 3 ou 4 centimètres d'épaisseur chacun et de dimensions un peu plus grandes que celles de la fenêtre. Étalez-les bien régulièrement et glissez-les sous les bords de la fenêtre (*fig.* 184) avec un instrument plat quelconque

(couteau à papier, couteau à dessert), en évitant qu'ils
n'y forment des plis.

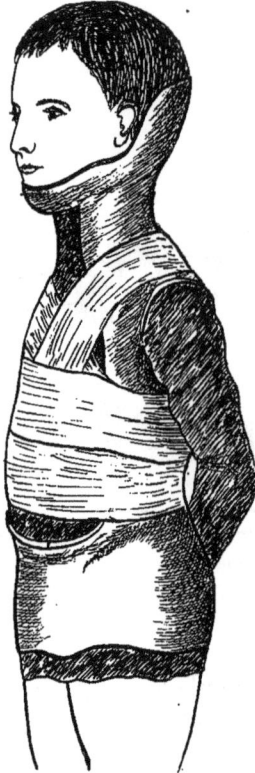

Fig. 186. — La bande gommée, Fig. 187. — Quand la bande est
en séchant, adhère au plâtre. bien adhérente on la coupe suivant les bords de la fenêtre anté-
rieure.

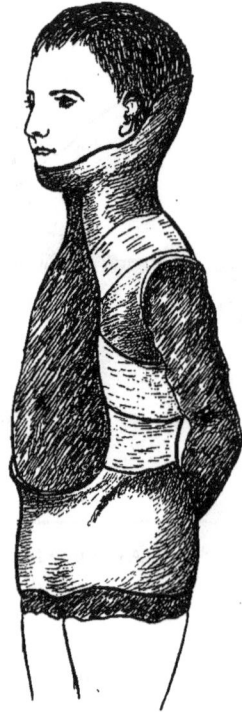

Quand la ouate, débordant la fenêtre, fera un petit
dôme, rabattez le jersey, et cachez-le sous un dernier carré
de coton. Puis en pressant fortement avec la paume de la
main sur le monticule, fixez le tout avec une bande de

tarlatane gommée et mouillée que vous enroulez autour
du plâtre (*fig.* 185). Elle collera à l'appareil en séchant,

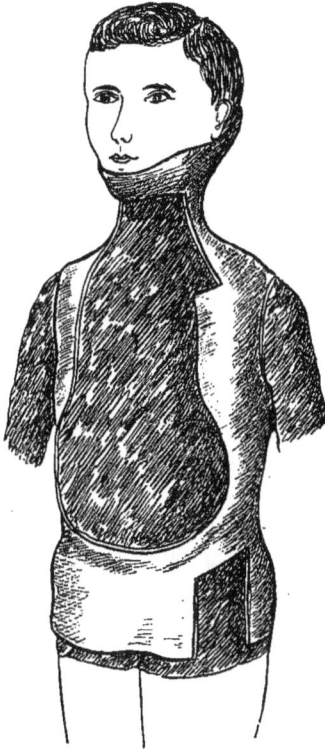

Fig. 188. — Appareil avec deux échancrures permettant de ponc-
tionner la supérieure un abcès cervical, l'inférieure un abcès de la
fosse iliaque interne.

et, quand elle y adhérera bien (*fig.* 186), vous la couperez suivant les bords de la fenêtre antérieure (*fig.* 187).

Ces bandes de tarlatane gommée se préparent avec la même
étoffe que les bandes plâtrées. Elles ont les mêmes dimensions et se
roulent de la même manière, mais on n'y incorpore pas de plâtre.

Au moment de les utiliser, on les trempe dans l'eau, on attend qu'elles soient bien ramollies ; on les exprime et on les place. Quelques heures plus tard, elles durcissent et collent au plâtre par la dessication de l'empois d'amidon.

Cette compression sera changée toutes les trois semaines ou tous les mois.

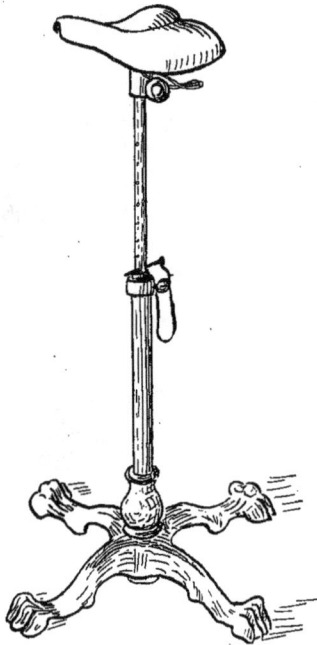

Fig. 189. — Le siège que nous avons imaginé pour la confection des corsets chez les malades paralysés.

FENÊTRE POUR ABCÈS.

Les abcès les plus fréquents sont ceux du creux sus-claviculaire et ceux de la fosse iliaque interne.

Le mal de Pott, qui s'accompagne d'un abcès sus-claviculaire, comporte un grand plâtre Sur le bord cervical de la fenêtre antérieure, faites une encoche qui découvrira la moitié de la clavicule (*fig.* 188).

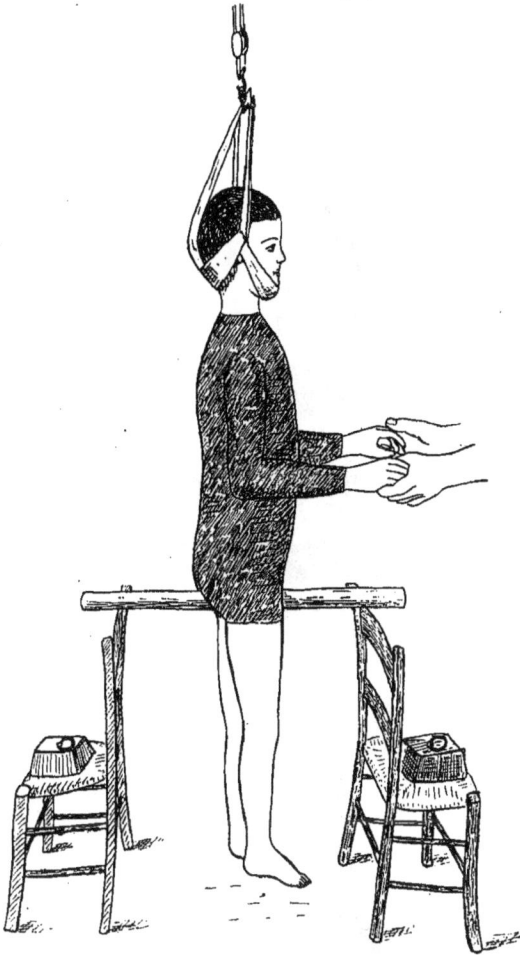

FIG. 190. — Ce siège peut être remplacé par une barre de bois assez épaisse soutenue à ses deux extrémités.

Quand l'abcès siège dans la fosse iliaque, remontez un peu la limite inférieure de la fenêtre abdominale, puis

enlevez en dedans et en dessous de l'épine iliaque antéro-
supérieure un carré de plâtre de 6 à 8 centimètres de
côté (*fig.* 188).

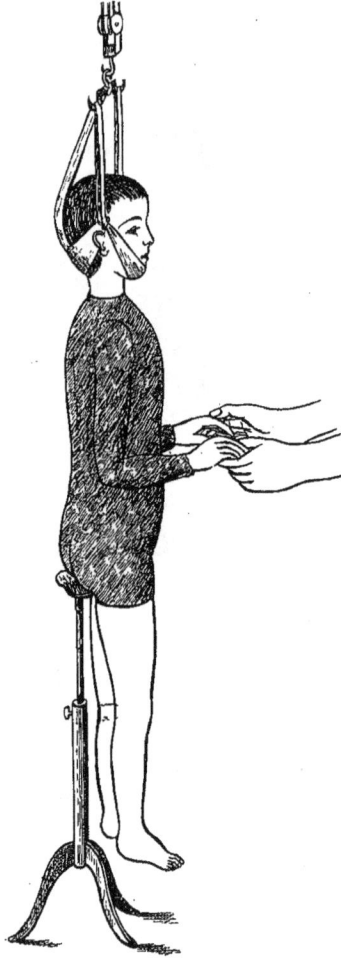

FIG. 191. — Position du malade sur notre siège.

TECHNIQUE DANS LE CAS DE PARAPLÉGIE.

Il est très pénible pour les malades atteints de mal de Pott. avec paraplégie d'être mis à la suspension, et très difficile au chirurgien de leur faire, sans suspension, un appareil allant bien ; en effet, le malade souffre beaucoup parce que ses jambes inertes, au lieu de le soutenir, font au contraire l'effet d'un poids qui tire sur son menton. De plus, le corps, trop étiré, se trouvera ensuite à l'étroit dans le plâtre. D'un autre côté, le moyen radical le plus rapide de guérir cette paralysie est de faire **un corset à grand col, mais un corset exact et précis**, tel que vous pourrez seulement le faire à la suspension.

C'est pour ces cas particulièrement difficiles que nous avons imaginé un siège spécial facile à installer partout.

Asseyez votre malade sur une selle de bicyclette maintenue comme vous pourrez (*fig.* 189), pourvu que les cuisses du malade tombent droites pour ne pas soulever le bord antérieur de la ceinture plâtrée (au besoin, vous pouvez même laisser la selle sur la bicyclette recouverte d'un drap). A défaut de selle de bicyclette, mettez le malade à cheval sur une barre de bois assez épaisse pour ne pas blesser (*fig.* 190).

Tendez la suspension jusqu'à ce que le siège du malade ne repose plus que légèrement sur son appui. Cette tension est très facilement supportée, et vous pouvez laisser sécher l'appareil avant de coucher le malade sur la table (*fig.* 191 et 192).

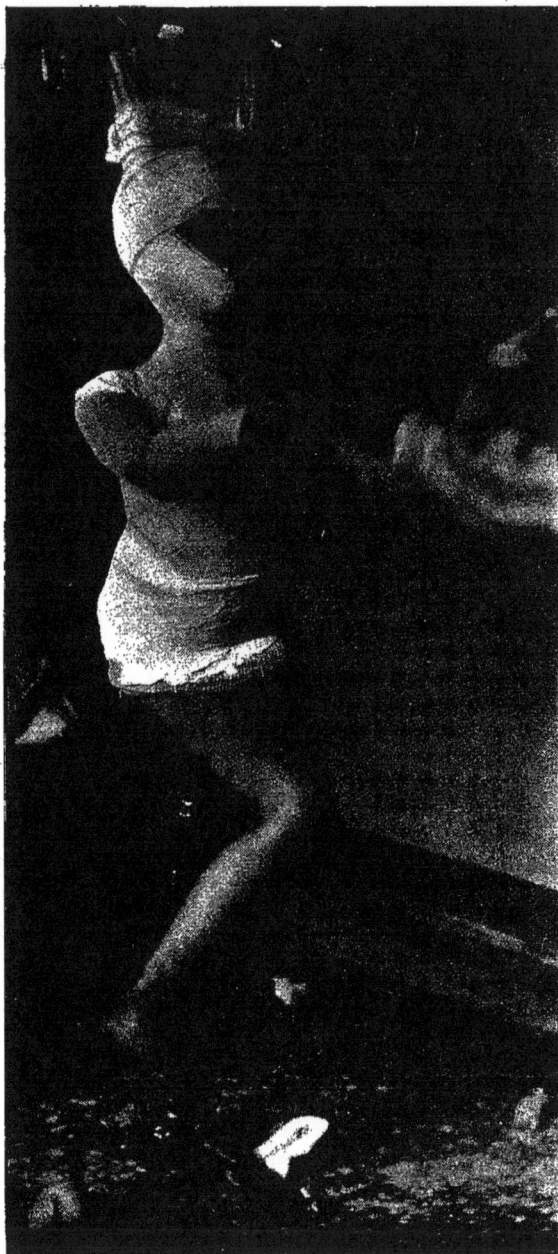

Fig. 192. — Malade ayant une paralysie avec contracture
des membres inférieurs. La suspension est parfaitement bien
tolérée, grâce à notre siège.

Corset pour scoliose.

Suivant le degré de la scoliose, faites un corset à col officier, ou un corset à grand col. Vous userez de ce

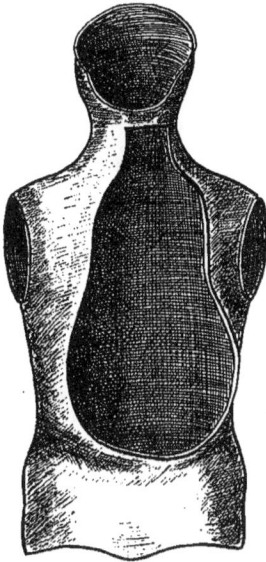

FIG. 193. — Dans les corsets pour scoliose, la fenêtre antérieure n'est pas médiane; on la porte du côté rentré.

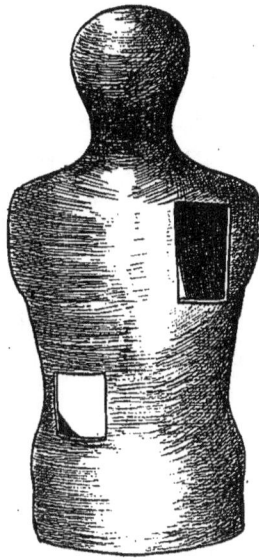

FIG. 194. — Fenêtres dorsale et lombaire pour compressions dans la scoliose.

dernier pour peu que la déviation soit accentuée, car c'est le seul appareil qui maintienne intégralement la tension du rachis.

N'ouvrez pas la fenêtre antérieure sur la ligne médiane, mais sur le côté où le thorax est rentré (*fig.* 193); en arrière, faites deux fenêtres pour compression, l'une au niveau de l'omoplate saillante (*fig.* 194), l'autre à la région lombaire.

Corset pour fracture de la colonne vertébrale.

Il est absolument nécessaire ici de faire un corset à grand col; pour sa confection, usez de la technique indiquée pour le cas de paraplégie dans le mal de Pott. Il sera bon d'ouvrir une fenêtre au niveau de la fracture pour faire une compression ouatée, qui évitera toute blessure du dos et maintiendra les fragments en contact.

Si extraordinaire que cela paraisse, le blessé pourra, avec cet appareil, sortir et être promené sur un cadre gouttière.

Appareil pour mal de Pott et coxalgie.

Ces deux localisations tuberculeuses se trouvent assez souvent réunies; vous devrez, dans ce cas, plâtrer votre malade depuis les orteils jusqu'au cou, ou jusqu'au sommet de la tête, suivant le siège du foyer vertébral. L'appareil aura plus de solidité si vous le faites en une seule fois; les soudures sont, en effet, difficiles et ne sont pas toujours résistantes.

Confectionnez donc le corset comme à l'ordinaire. Dès qu'il est terminé, tirez sur la suspension et soulevez le malade jusqu'à ce que son pied sain repose sur

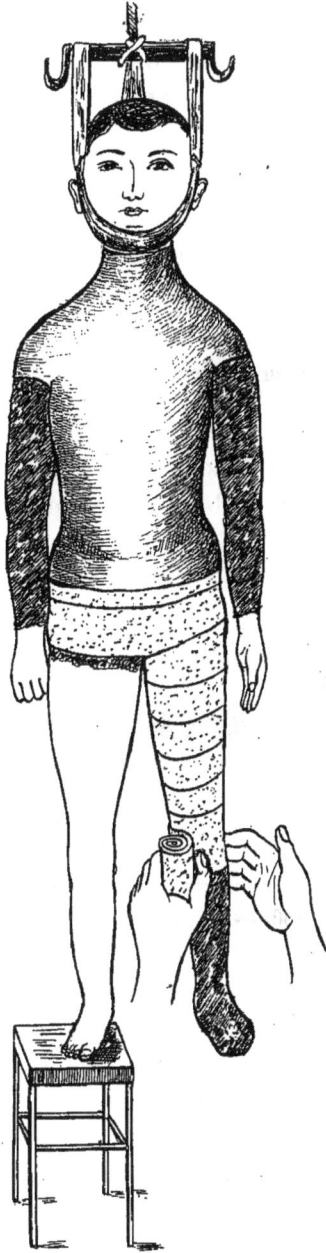

Fig. 195. — Dispositif à adopter pour la confection d'un appareil de mal de Pott avec coxalgie.

une chaise (*fig.* 195). Le membre malade est alors à votre hauteur; plâtrez-le comme à l'ordinaire, en rendant
solidaires les deux appareils avec les deux bandes et l'at-
telle-cravate.

Ayez une bouillie assez claire pour avoir le temps,
avant que le plâtre ne soit sec, de donner au corps une
position correcte et de bien modeler l'appareil.

Appareil pour sacro-coxalgie.

Il tient à la fois du corset et de l'appareil du membre
inférieur, s'étendant des aisselles au genou du côté malade. C'est le seul qui calme les douleurs.

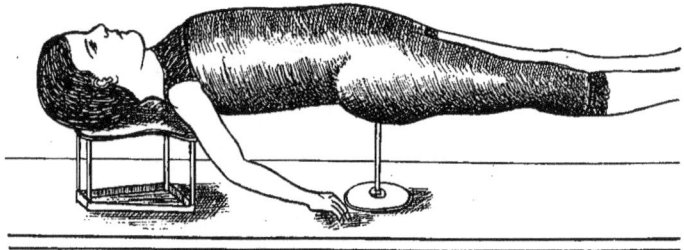

Fig. 196. — Appareil pour sacro-coxalgie.

Placez le malade sur le pelvi-support et construisez
un petit appareil de hanche; mais au lieu de deux attel-
les-ceintures, mettez-en quatre, qui remonteront très
haut sur le tronc, jusque sous les bras (*fig.* 196).

L'appareil terminé, vous ferez sur la poitrine une

fenêtre analogue à celle du corset officier, mais plus
petite (*fig.* 197).

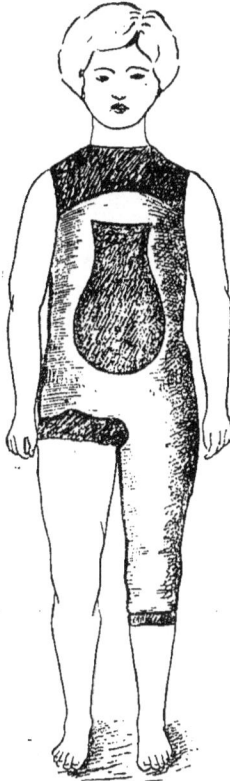

Fig. 197. — Appareil échancré pour sacro-coxalgie.

CHAPITRE X.

Appareils du Membre supérieur.

GRAND APPAREIL SERVANT A IMMOBILISER L'ÉPAULE.

SOMMAIRE. — Ce qu'il faut. — Limites de cet appareil. — Revêtement. — Technique de l'appareil. — Modelage. — Attitudes
vicieuses à éviter. — Echancrures.

Ce qu'il faut.

Revêtement. — Un jersey, ou de l'ouate.

Bandes plâtrées. — Deux pour un enfant;
Quatre pour un adulte.

Cinq attelles :

1º Deux pour le membre;
longueur : celle du membre, mesurée des
doigts à l'épaule;
- largeur : demi-circonférence du bras;

2º Deux pour les épaules;
longueur : deux fois la distance du cou à
l'appendice xyphoïde;
largeur : distance du cou à l'épaule;

3º Une pour le thorax ;

longueur : circonférence du thorax ;

largeur : distance de l'aisselle aux fausses côtes.

Plâtre. — 2 kilos pour un enfant ;

3 kilos pour un adulte.

Limites de cet appareil.

Pour immobiliser complètement l'épaule, l'appareil doit s'étendre non seulement sur le bras et l'avant-bras,

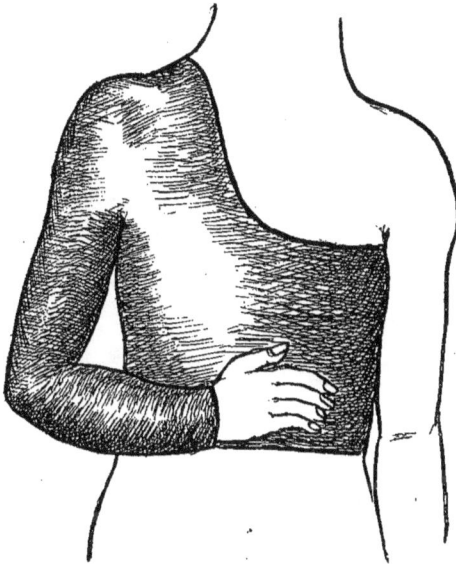

Fɪɢ. 198. — Appareil insuffisant pour immobiliser l'épaule.

ce que l'on fait toujours, mais, de plus, il doit prendre un point d'appui très large sur le thorax et sur l'épaule saine.

4

Il est indispensable de donner ces dimensions au plâtre; en effet, si vous ne prenez point d'appui que sur le
thorax, le malade pourra écarter le bras du corps, en
déprimant les parties molles et en faisant basculer l'appareil (*fig.* 198 et 199). Il le ferait *a fortiori* et sans
rencontrer aucune résistance, si vous arrêtiez l'appareil
à l'épaule malade, comme cela se pratique le plus souvent.

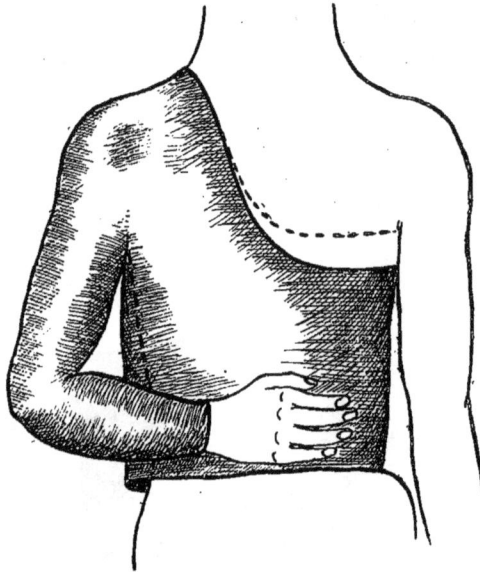

Fig. 199. — En déprimant les fausses côtes, le malade
peut écarter le bras du tronc.

Revêtement.

Le jersey est le revêtement de choix. A son défaut,
recouvrez d'ouate les parties à plâtrer.

Technique de l'appareil.

Première bande plâtrée. — Partez du poignet et recouvrez d'abord l'avant-bras, puis le bras (*fig.* 200).

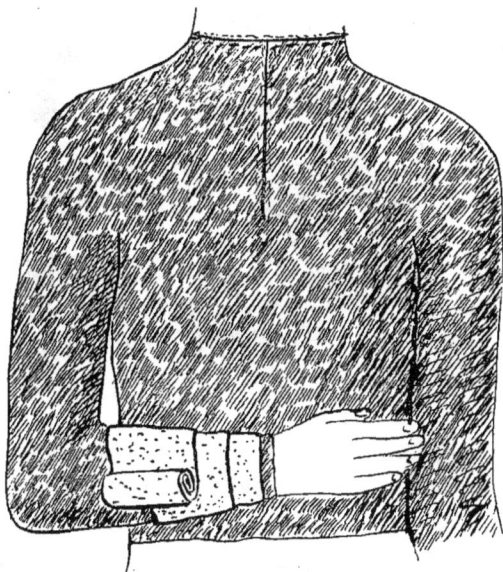

Fig. 200. — On commence à enrouler la bande plâtrée
en partant du poignet.

Passez ensuite sur le thorax et les épaules, comme si vous faisiez un corset plâtré (*fig.* 201).

Attelles du membre. — Disposez-les sur le membre, l'une sur sa face externe, l'autre sur sa face interne. Bien que le coude soit fléchi à angle droit, elles se moulent sur lui sans faire de plis, à cause de leur peu d'épaisseur. Cependant, si besoin était, une incision au niveau du coude permettrait de les bien plaquer (*fig.* 202).

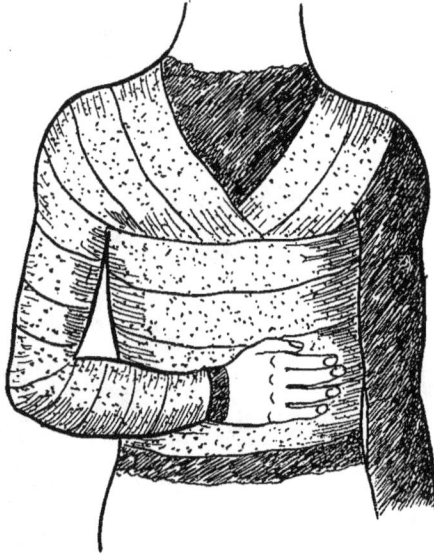

Fig. 201. — La bande plâtrée recouvre le thorax, le bras et l'avant-bras et passe sur l'épaule saine.

Attelles des épaules. — Placez-les à cheval sur chaque épaule, une extrémité descendant sur la poitrine, l'autre sur le dos (*fig.* 202).

Attelle du thorax. — Enroulez-la autour du thorax, depuis l'appendice xyphoïde jusque sous les aisselles (*fig.* 202).

Dernière bande plâtrée. — Mettez-la comme la première.

Modelage.

Avec les paumes de vos mains, faites plaquer le plâtre exactement sur l'articulation scapulo-humérale (*fig.* 2o3),

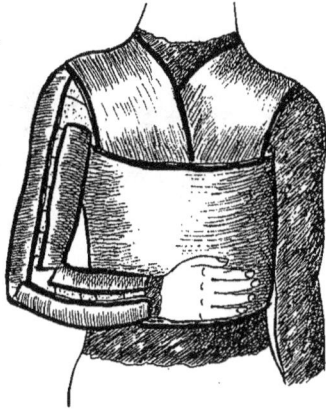

Fig. 2o2. — Les cinq attelles en place.

mais n'appuyez pas avec vos mains à plat; creusez-les en cueillères, pour qu'elles puissent se mouler sur les surfaces sous-jacentes.

Attitudes vicieuses à éviter.

Veillez à ce que le bras tombe normalement le long du corps, ni trop rapproché, ni trop éloigné.

L'avant-bras doit être fléchi à angle droit sur le bras et ramené en avant de la poitrine dans une demi-pronation, le pouce en-dessus.

Échancrures (voir *fig.* 204 et 205).

Poignet. — Incisez circulairement à un travers de doigt au-dessus de l'interligne articulaire.

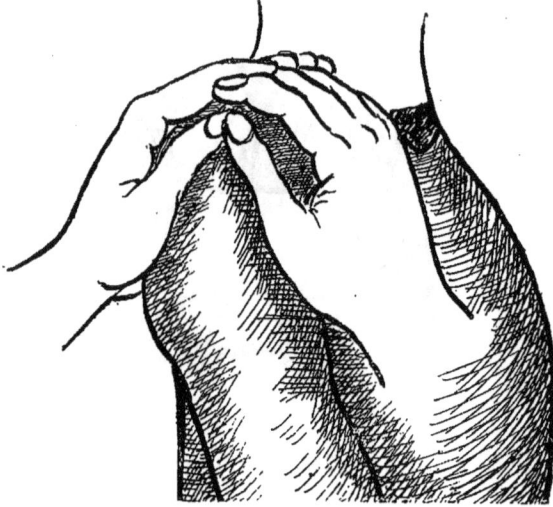

FIG. 203. — Modelage de l'épaule.

Cou. — Dégagez largement le cou en entier.

Epaule. — Du côté sain, échancrez comme pour un corset plâtré (voir p. 171).

Thorax. — Coupez d'abord tout ce qui se trouve au-dessous de l'appendice xyphoïde.

Devant, échancrez ensuite le bord inférieur suivant une incision à concavité inférieure qui partie des lignes axillaires remonte sur la ligne médiane, jusqu'aux insertions sternales des quatrièmes côtes.

Derrière, faites une échancrure semblable.

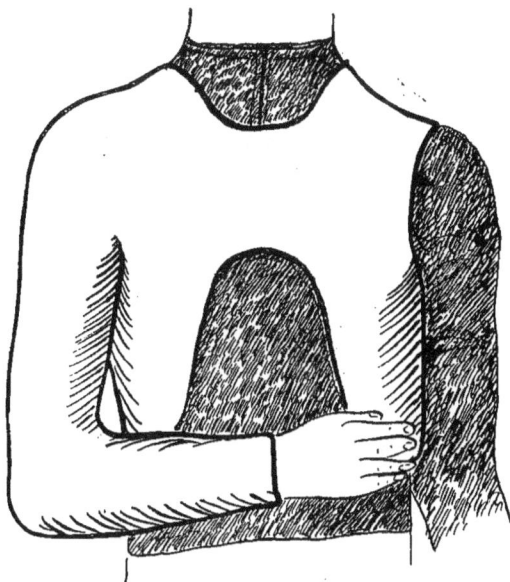

Fig. 204. — Appareil terminé immobilisant l'épaule (face).

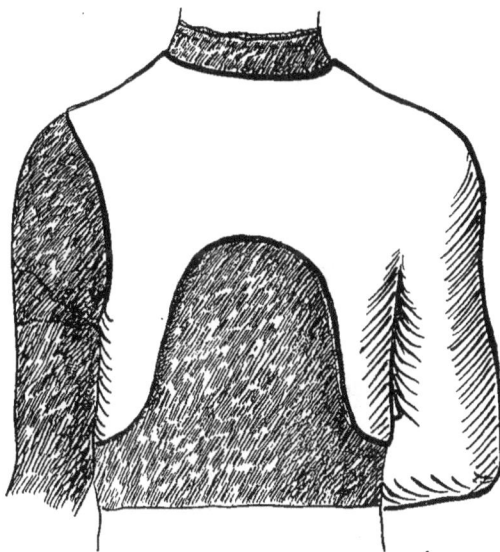

Fig. 205. — Appareil terminé immobilisant l'épaule (dos).

APPAREIL MOYEN ALLANT DE L'ÉPAULE AU POIGNET.

SOMMAIRE. — Ce qu'il faut. — Limites de l'appareil. — Revêtement.
— Technique de l'appareil. — Modelage. — Attitudes vicieuses à
éviter. — Echancrures. — Port d'une écharpe,

Ce qu'il faut.

Revêtement. — Un jersey, ou une manche de jersey,
ou un bas, ou de l'ouate.

Bandes plâtrées. — Deux.

Deux attelles :
longueur : la distance de l'épaule au bout des
doigts ;
largeur : demi-circonférence du bras.

Plâtre. — 1 kilog. 1/2 pour un enfant ;
2 kilos 1/2 pour un adulte.

Limite supérieure de cet appareil.

Vous devez, pour ainsi dire, accrocher cet appareil à
l'épaule. Pour cela, faites remonter le revêtement et le
plâtre jusqu'au milieu de la clavicule.

Revêtement.

De préférence, mettez un jersey entier. Pendant la confection de l'appareil, il protégera le corps du malade contre les souillures du plâtre, et vous couperez ensuite les parties inutiles.

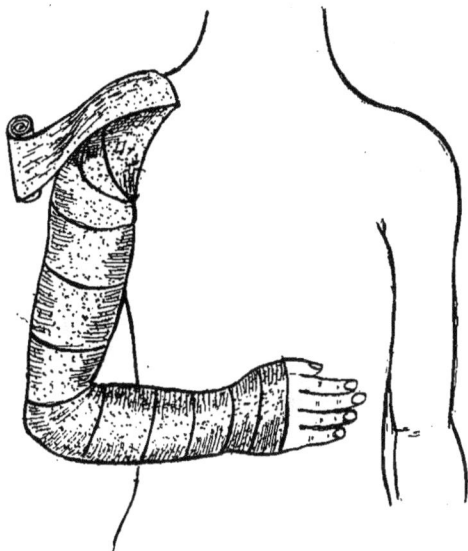

FIG. 206. — La bande remonte très haut sur l'épaule, et on revient sous l'aisselle en pliant la bande.

Si vous vous servez d'un bas, ou d'une manche de jersey, ayez soin d'en bien recouvrir l'épaule et aussi le creux axillaire, pour que le plâtre ne s'attache pas aux poils, ce qui est pour le malade un supplice aussi dou-loureux qu'inutile.

En plus, glissez une allèze entre le bras et le corps pour le garantir des éclaboussures de plâtre.

Technique de l'appareil.

Première bande plâtrée. — Enroulez-la en remontant depuis le poignet, et jetez en haut par-dessus l'épaule

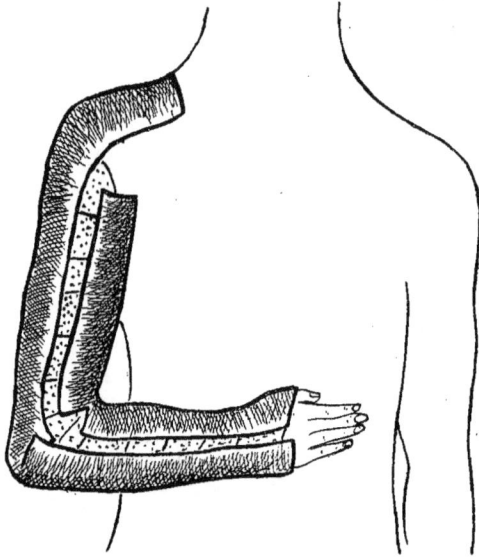

FIG. 207. — L'attelle de la face externe doit remonter très haut sur l'épaule, son extrémité arrivant au milieu de la clavicule.

un tour de bande qu'un aide maintiendra avec la main (*fig.* 206).

Attelles. — Mettez-en une sur la face externe du membre (*fig.* 207); remontez-la très haut sur l'épaule, son extrémité arrivant au milieu de la clavicule.

Placez la seconde sur la face interne du bras, et faites-la affleurer en haut au creux axillaire.

Dernière bande plâtrée. — Vous la disposez comme la première.

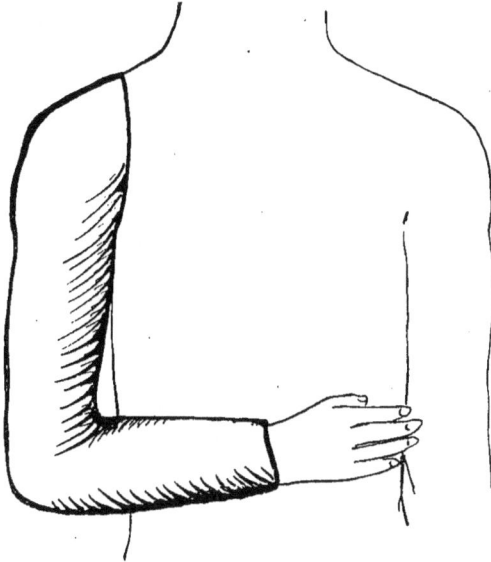

Fig. 208. — L'appareil échancré.

Modelage.

Pendant la dessication du plâtre, maintenez bien plaquée sur l'épaule la portion de l'appareil qui la recouvre.

Attitudes vicieuses à éviter.

Surveillez la position de l'avant-bras qui doit être la même que pour l'appareil précédent.

Échancrures (*fig.* 208)

Au poignet, faites une incision circulaire passant à
2 centimètres au-dessus de l'interligne articulaire.

A l'épaule, que votre tracé, parti du tiers externe de la
clavicule, descende dans le creux axillaire ; en avant, dégagez le tendon du grand pectoral, dont la compression
ferait souffrir le malade.

Port d'une écharpe.

Bien que l'appareil soit soutenu par la saillie de l'é-
paule, votre malade éprouvera un grand soulagement à
avoir l'avant-bras maintenu par une écharpe.

PETIT APPAREIL ALLANT DU COUDE
A LA RACINE DES DOIGTS.

SOMMAIRE. — Ce qu'il faut. — Limites de l'appareil. — Revêtement.
— Technique de l'appareil. — Attitudes vicieuses à éviter. —
Échancrures. — Port d'une écharpe.

Ce qu'il faut.

Revêtement. — Une manche de jersey ou un bas, ou
de l'ouate, ou un gant long remontant jusqu'au
coude.

Bandes plâtrées. — Deux.

Deux attelles :
longueur : celle de l'avant-bras et de la main;
largeur : demi-circonférence de l'avant-bras.

Plâtre. — 1 kilog. pour un enfant;
2 kilos pour un adulte.

Limites de l'appareil.

L'appareil s'étend sur la main jusqu'à la racine des
doigts, mais il laisse le pouce libre; en haut, il remonte
jusqu'au coude.

Revêtement.

Le revêtement prend tous les doigts ensemble, mais laisse le pouce indépendant des autres. Si vous vous servez d'un bas ou d'une manche de jersey, pratiquez au niveau du pouce un trou dans le tissu et faites-y passer ce doigt que vous entourerez ensuite d'une mince lame de coton.

Technique de l'appareil.

Première bande plâtrée. — D'un premier circulaire, enfermez-les doigts jusqu'au pli d'union du pouce avec

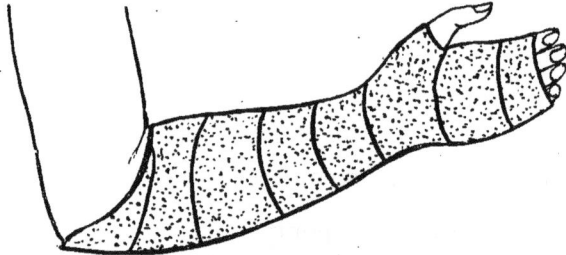

FIG. 209. — Le pouce non recouvert par la bande reste indépendant.

l'index (*fig.* 209); puis, enroulez la bande sur la main au-dessus du pouce et remontez jusqu'au coude.

Attelles. — Placez-les, l'une sur la face antérieure, l'autre sur la face postérieure du membre et ayez soin que leurs bords se joignent bien autour de la racine du pouce.

Dernière bande plâtrée. — Comme la première.

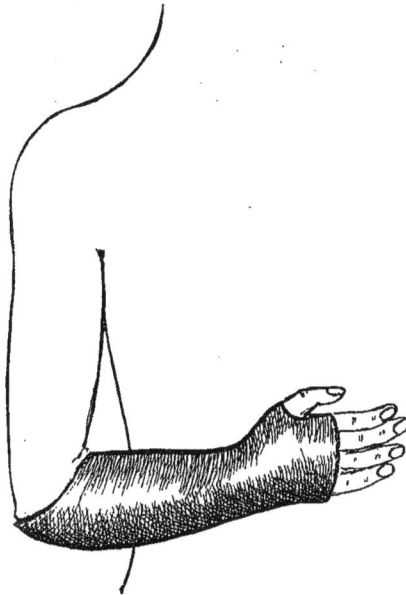

Fig. 210. — Appareil échancré.

Attitudes vicieuses à éviter.

Veillez à ce que le poignet soit bien dans le prolongement de l'avant-bras, sans flexion ni extension et surtout sans abduction ni adduction.

Échancrures.

Coude. — Faites une incision oblique, qui partie en arrière de l'olécrane permette en avant la flexion à angle droit de l'avant-bras sur le bras (*fig.* 210).

Doigts. — Coupez le plâtre circulairement, d'abord autour du pouce, puis au niveau de la racine des autres doigts.

Port d'une écharpe.

Le malade se trouvera bien de porter son bras en écharpe.

APPAREIL POUR UN DOIGT.

SOMMAIRE. — Ce qu'il faut. — Limites de l'appareil. — Revêtement. — Technique de l'appareil. — Attitudes vicieuses à éviter. — Échancrures.

Ce qu'il faut.

Revêtement. — De l'ouate ou un gant de coton.

Bandes plâtrées. — Deux, que vous préparez extemporanément, en les trempant dans la bouillie plâtrée. — Longueur : $1^m 50$; largeur : 6 centimètres.

Attelles. — Cinq ou six morceaux de tarlatane, d'une seule épaisseur, coupés en carré ayant pour côté la longueur des métacarpiens.

Plâtre. — 1 kilog.

Limites de l'appareil.

La partie essentielle de l'appareil est un doigt de gant en plâtre ; mais, pour qu'il soit maintenu en place, vous le prolongerez sur la main par une bande qui ira se terminer d'autre part autour du poignet par un bracelet plâtré.

15

Revêtement.

Si vous vous servez d'un gant, qu'il ait une manchette assez longue ; sinon, prolongez-le sur l'avant-bras par une mince lame de coton. Si vous usez seulement d'ouate, recouvrez-en le doigt, la main et le poignet, mais mettez-en sur le doigt une couche très mince.

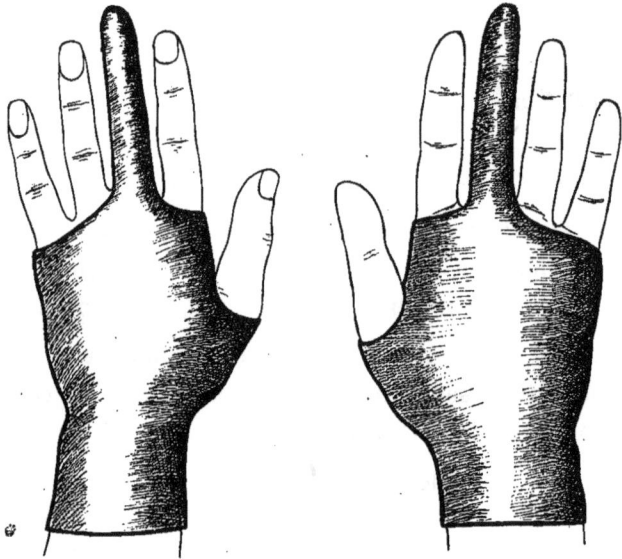

FIG. 211 et 212. — Appareil pour un doigt avant les échancrures.

Technique de l'appareil.

Première bande plâtrée. — Enroulez la bande étroite que vous venez de préparer autour du doigt, puis de la main et enfin du poignet.

Attelles (*fig*: 211 et 212). — Inutile d'en mettre sur le doigt. Placez-les sur la paume et le dos de la main et sur le poignet.

Dernière bande plâtrée. — Au niveau du doigt, veillez en enroulant la bande à ce que vos circulaires ne se recouvrent pas les uns les autres, vous risqueriez de

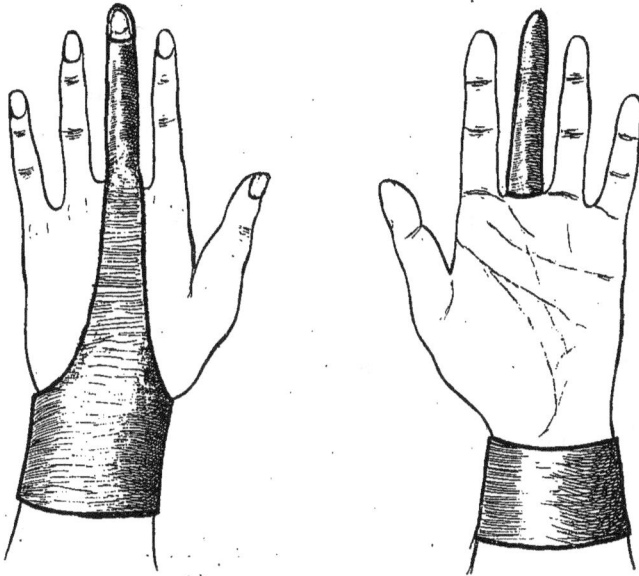

FIG. 213 et 214. — Appareil pour un doigt après les échancrures.

faire un appareil trop gros et qui en écartant les autres doigts gênerait le malade. Au contraire, consolidez la partie du plâtre qui forme bracelet.

Attitudes vicieuses à éviter.

Veillez à ce que le doigt soit bien étendu, mais sans être en hyperextension, attitude qui à la longue est très pénible pour le malade.

Échancrures.

Dégagez l'extrémité du doigt, soit par une incision circulaire qui permettra de voir seulement le bout du doigt, soit, si cela est possible, en découvrant l'ongle et en laissant la pulpe du doigt recouverte (*fig.* 213 et 214).

Enlevez ensuite tout le plâtre qui recouvre la face palmaire de la main, et sur la face dorsale laissez seulement une bande de la largeur du doigt, située dans son prolongement et se continuant au niveau du poignet par un bracelet de plâtre.

Dégagez enfin les plis interdigitaux, et si l'appareil trop gros gênait le malade en l'obligeant à écarter les autres doigts, amincissez-le avec un couteau bien aiguisé en enlevant quelques languettes de plâtre.

CHAPITRE XI.

Moulage.

SOMMAIRE. — Revêtement. — Technique du moulage. — Modelage.
— Attitudes vicieuses à éviter. — Manière d'enlever le moulage. —
Soins à prendre pour conserver le moulage.

Quand vous désirez faire porter à un de vos clients un
appareil orthopédique amovible, ne confiez à personne
le soin de prendre son moulage, car les professionnels
non médecins oublient trop souvent les précautions suivantes qui sont essentielles :

1º Mouler la partie malade **en attitude correcte** ;

2" **Ne pas faire cependant de correction trop forte**,
car l'appareil amovible blesserait le patient ;

3º **Mouler dans l'attitude qui sera plus tard celle du
malade**, c'est-à-dire que celui-ci sera moulé debout s'il
doit marcher, couché s'il doit rester étendu. Le relief
des masses musculaires est en effet différent dans l'une
et l'autre station.

Revêtement.

Le meilleur revêtement est ici encore un jersey ou un
bas. Leur présence ne diminuera pas la précision de
l'appareil.

Si vous n'avez pas de jersey, vous pourrez faire le
moulage sur la peau même du sujet, mais ayez soin de

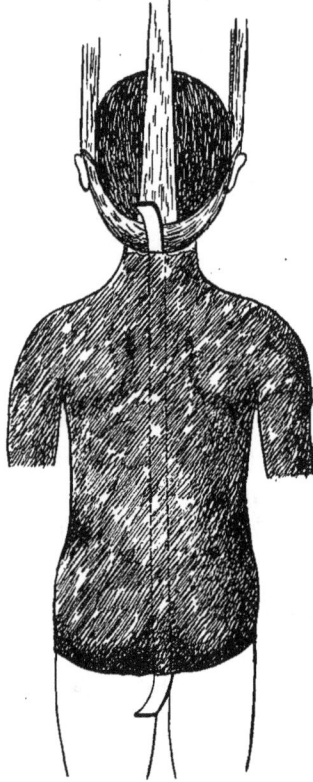

FIG. 115. — Quand on fait un moulage, on glisse entre le revêtement et la peau une lame de zinc sur laquelle on coupe le
plâtre quand il est sec.

bien l'enduire de vaseline, surtout aux régions recouvertes de poils, pour que le plâtre leur adhère le moins
possible.

N'employez jamais le revêtement d'ouate, qui enlèverait toute précision à l'appareil.

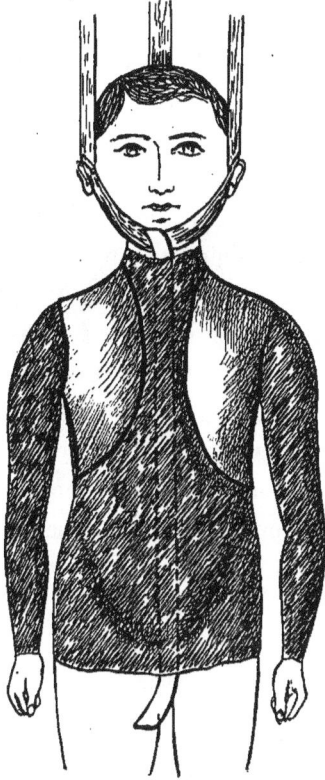

FIG. 216. — Pour un moulage, on met les attelles directement sur le revêtement sans interposition de bande plâtrée.

Enfin, pour éviter de blesser le malade en sectionnant le moulage, placez entre la peau et le jersey, sur la ligne que suivra votre incision, une lame de zinc mince et étroite (*fig.* 215). Il est commode de l'enduire aussi de vaseline.

Technique du moulage.

Pour la bouillie plâtrée et pour imbiber les bandes, servez-vous d'eau chaude dans laquelle vous ferez dissoudre une poignée de sel de cuisine. Le moulage séchera beaucoup plus vite ainsi.

Coupez les attelles suivant les indications données pour la construction des différents appareils, mais ne mettez que **deux épaisseurs de tarlatane au lieu de trois**.

Ne placez pas de première bande plâtrée, mais **étalez les attelles sur le revêtement lui-même** (*fig.* 216), et faites-les bien plaquer partout en les frottant avec la paume de vos mains.

Recouvrez-les abondamment de bouillie, et par-dessus enroulez une ou deux bandes plâtrées.

Modelage et attitudes vicieuses à éviter.

Pendant que le plâtre sèche, vous devez le modeler en évitant les attitudes vicieuses avec autant de soin que s'il devait rester en place, puisque **de la perfection du moulage dépendra l'utilité de l'appareil amovible**. Seulement, hâtez-vous, car la dessication est très rapide à cause de l'eau salée chaude.

Avant que le plâtre ne soit dur, n'oubliez pas de marquer la situation exacte de la lame de zinc en passant deux doigts sur ses bords (*fig.* 217). Ainsi vous ne vous égarerez pas quand vous ferez votre incision.

Manière d'enlever le moulage.

Avec un couteau bien affilé, coupez le plâtre quand il commence à être sec et qu'il résonne sous le doigt qui le

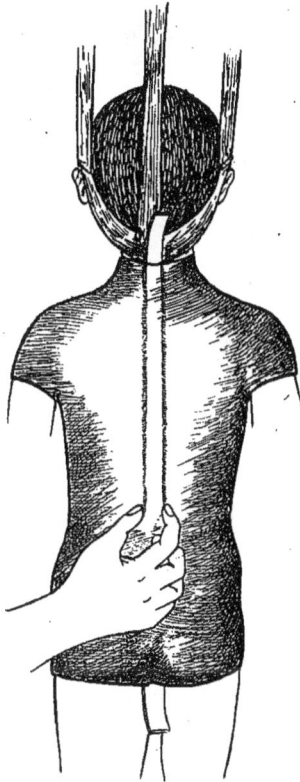

Fig. 217. — On marque sur le plâtre encore mou la situation exacte de la lame de zinc.

percute. Tranchez d'une section nette sur la lame de zinc, car si vous vous serviez de la pince ou si vous faisiez une rainure, vous enlèveriez quelques millimètres de plâtre, et l'appareil risquerait d'être trop étroit.

Enlevez la lame de zinc dès que l'appareil est fendu

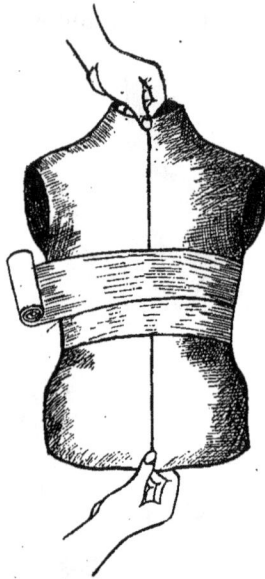

FIG. 218. — Avec une bande plâtrée on maintient au contact les bords de la section.

sur toute sa longueur; puis, écartez les deux bords de l'incision et retirez le plâtre.

Pour les corsets, il est préférable de fendre le plâtre par devant et par derrière, puis de retirer les deux valves ainsi formées.

Soins à prendre pour conserver le moulage.

Sitôt le moulage enlevé, refermez-le en rapprochant les bords de la section (*fig.* 218), et le faisant tenir en l'air par un aide, enroulez autour une bande, plâtrée de préférence.

Couchez ce moulage dans un endroit bien sec, et attendez deux ou trois jours avant d'y toucher. En effet, le lendemain il se ramollit généralement et n'acquiert toute sa rigidité que quarante-huit heures après sa confection.

CHAPITRE XII.

Appareils bivalves ou Appareils plâtrés amovibles.

SOMMAIRE. — Technique de la construction. — Manière de couper l'appareil. — Modèles différents d'appareils bivalves. — Manière de réunir les deux valves de l'appareil.

Un plâtre bivalve est un appareil divisé en deux parties par deux fentes s'étendant sur toute sa longueur. La portion du corps qu'il renferme s'emboîte entre ces deux valves comme un objet précieux s'enchâsse entre le fond et le couvercle de son écrin. Une bande Velpeau ou tout autre système facile à retirer rend solidaires ces deux moitiés.

Vous appliquerez cet appareil chaque fois que des plaies multiples nécessiteront des fenêtres trop nombreuses, ce qui compromettrait la solidité du plâtre; chaque fois aussi que la pusillanimité du malade ou de son entourage redoutera un appareil fermé, inamovible. Bien des personnes qui refusent celui-ci accepteront l'autre, même si on ne doit jamais l'ouvrir, rassurées qu'elles sont par la pensée qu'elles peuvent séparer elles-mêmes les deux valves.

Technique de la construction.

Mettez au malade un revêtement légèrement plus épais que d'habitude (du coton ou deux jerseys superposés). Cette précaution est nécessaire pour que le corps, une fois sorti de l'appareil, puisse y rentrer facilement.

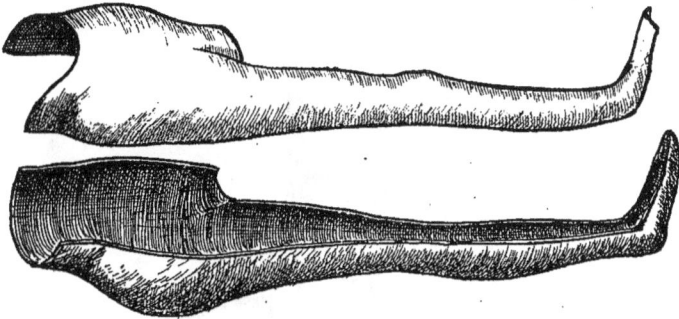

Fig. 219. — Appareil bi-valve pour le membre inférieur.

Faites aussi l'appareil plus solide (car ses deux valves seront fragiles), et, pour cela, ajoutez-y une ou deux bandes plâtrées.

Enfin, si c'est un corset que vous avez fait, diminuez les dimensions de la fenêtre thoraco-abdominale pour que la valve antérieure ne soit pas réduite à une simple bande de plâtre étroite et dentelée.

Manière de couper le plâtre.

Avant de séparer les deux valves, attendez le plus longtemps possible, quarante-huit heures si vous le pouvez. Mais comme vous ne devez ni couper l'appareil avec la pince, ni faire de rainure, ce qui diminuerait sa largeur, et que, d'autre part, couper sur toute sa longueur un plâtre complètement dur est une opération très longue et très pénible, sectionnez-le, dès le premier jour,

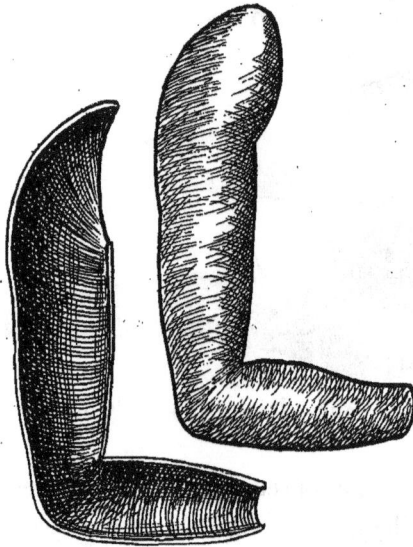

Fig. 220. — Appareil bi-valve pour le bras.

dans la moitié de son épaisseur; ce sera pour plus tard une grande économie de temps et de peine.

Tracez vos lignes de séparation parallèlement à l'axe de la partie du corps plâtrée, mais surtout bien exactement au niveau de son plus grand diamètre. En effet, si vous les placiez trop haut ou trop bas, une des valves s'enlèverait très facilement, mais l'autre ne pourrait se retirer.

Modèles différents d'appareils bivalves.

Tous les appareils que nous avons décrits peuvent être rendus amovibles (*fig.* 219, 220 et 221), sauf celui pour

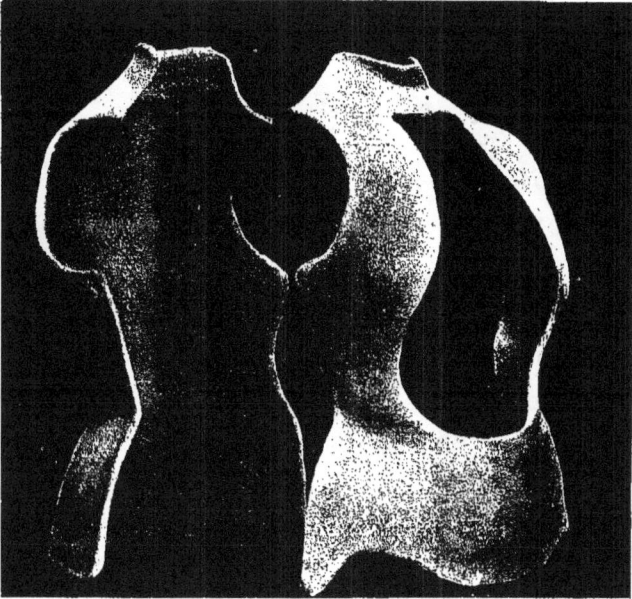

Fig. 221. — Corset bi-valve.

le doigt qui doit subir une légère modification. Il serait très difficile, en effet, de maintenir à leur place les valves palmaires du doigt et du bracelet si elles n'étaient reliées l'une à l'autre par une languette de plâtre.

Aussi vous ferez un appareil plus volumineux, et, tout en le construisant comme il a été dit page 226, vous renforcerez un peu la partie qui recouvre la paume de la main. Puis, quand vous ferez les échancrures, au lieu d'une seule bande de plâtre pour réunir le doigt au bracelet, vous en laisserez deux, une sur la face dorsale et une sur la face palmaire (*fig.* 222).

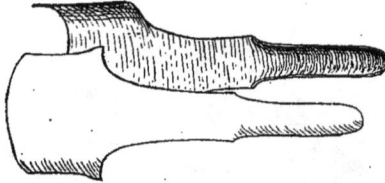

FIG. 222. — Appareil bi-valve pour un doigt.

Manière de réunir les deux valves de l'appareil.

Avant de fermer les deux valves, assurez-vous que vous ne pincez pas la peau.

Puis, si votre appareil est destiné à un membre, vous

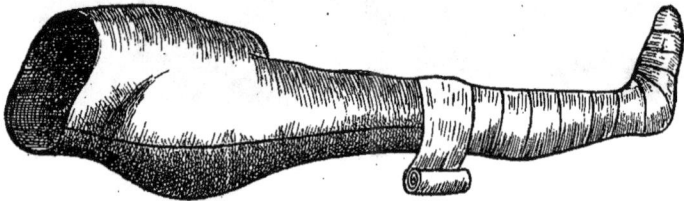

FIG. 223. — Appareil bi-valve fermé avec une bande Velpeau
ou avec une bande gommée.

l'entourerez avec une bande Velpeau si vous devez l'ou-vrir souvent (*fig.* 223), ou avec une bande de tarlatane gommée préalablement mouillée s'il doit rester assez longtemps en place.

Pour les corsets plâtrés, ce procédé n'est guère pratique, car il vous obligera, chaque fois que vous voudrez
ouvrir le plâtre, à déshabiller complètement le malade
et pour cela à l'asseoir ou à le soulever. Il est beaucoup
plus commode d'avoir une sorte de cache-corset en coutil (*fig.* 224), ajusté très exactement sur le plâtre, et se

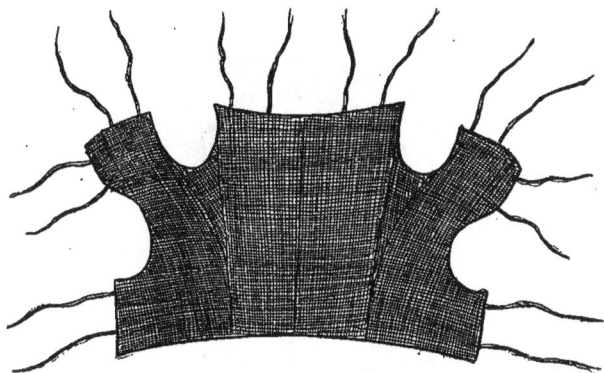

FɪɢG. 224. — Cache-corset en coutil servant à maintenir au contact
les deux valves d'un corset plâtré.

fermant, sur le devant et sur les épaules, par des rubans
de fil (*fig.* 225). Vous pouvez même, pour soulager le
malade, y ménager en avant une ouverture correspondant à la fenêtre de l'appareil.

Voulez-vous ouvrir le corset? Le malade couché dé-
boutonne ses habits, et relève sa chemise; vous déliez les
rubans de fil, et vous pouvez retirer la valve antérieure
sans avoir ni déshabillé ni soulevé le malade (*fig.* 226).

Si ces procédés vous paraissent trop primitifs, procurez-vous du lien solide, — de l'*extra-fort*, dont les

16

couturières font leur tour de taille, — et faites-y coudre
des agrafes tous les 4 ou 5 centimètres. Entaillez alors ce

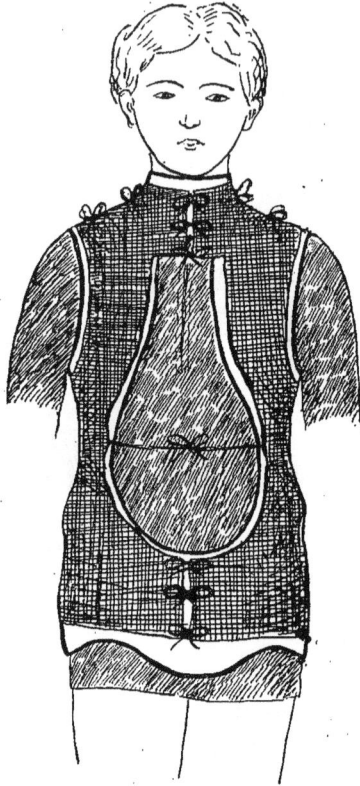

FIG. 225. — Malade avec un corset bi-valve maintenu
par le cache-corset en coutil.

ruban sur ses bords, pour qu'il prenne exactement la
forme de la surface à recouvrir, et, avec du silicate de
potasse que vous fournira le pharmacien, collez-le sur
chaque bord des valves. Après avoir laissé sécher le tout

quarante-huit heures, vous pourrez fermer l'appareil à la manière d'une guêtre, avec un lacet (*fig.* 227).

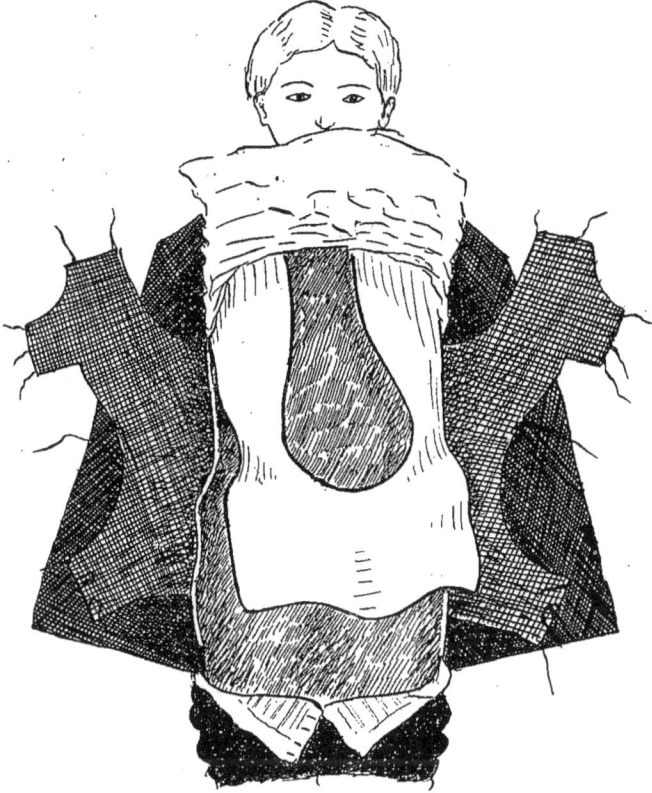

FIG. 226. — Le malade a repoussé ses vêtements ; on a détaché les liens qui fermaient le cache-corset ; on peut enlever la valve antérieure du corset plâtré.

Si l'intérieur des valves est trop rugueux, vous pouvez l'égaliser en le râclant au couteau, puis y coller au moyen de silicate une ou deux épaisseurs de gaze ; on

peut encore enfermer chaque valve dans un revêtement
en jersey : celui-ci recouvre la face extérieure du plâtre
et se creuse pour doubler sa face interne. Vous aurez
ainsi un appareil amovible moelleux et doux.

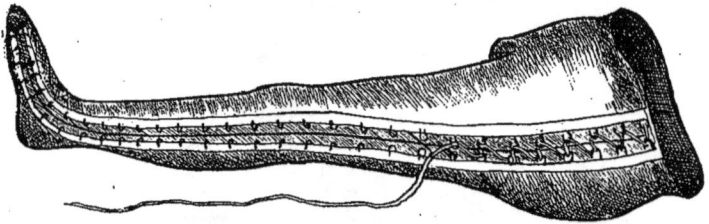

FIG. 227.]— Sur les bords de l'appareil bi-valve on a collé avec du
silicate de potasse de l'*extra-fort* muni d'agrafes ; on peut ensuite
fermer l'appareil à la manière d'une guêtre avec un lacet.

TROISIÈME PARTIE

CHAPITRE XIII.

Soins immédiats à donner au Malade[1].

SOMMAIRE. — Manière de porter et de coucher un malade plâtré. — Réchauffer le malade. — Draps mouillés. — Points particuliers à surveiller.

Manière de porter et de coucher un malade plâtré.

L'appareil est terminé, le malade est sur la table, il faut le transporter dans son lit; rien de plus simple, sauf dans deux cas particuliers :

1° Le malade a un grand appareil du membre inférieur;

2° Le malade a un corset plâtré.

---

1. Ce chapitre renferme les conseils que vous devez donner aux infirmiers et aux parents. En effet, si vous les livrez à leur propre initiative, il vous arrivera de retrouver un appareil cassé, un malade brûlé, et la famille, si vous ne l'avez pas mise en garde contre ces accidents, vous en rendra responsable.

Ier CAS. — LE MALADE A UN GRAND APPAREIL DU MEMBRE
INFÉRIEUR.

1er CAS. — LE MALADE A UN GRAND APPAREIL DU MEMBRE
INFÉRIEUR.

a) *Comment le porter ?* — Si le malade est grand, une
personne ne peut le porter seule; il faut se mettre à
deux.

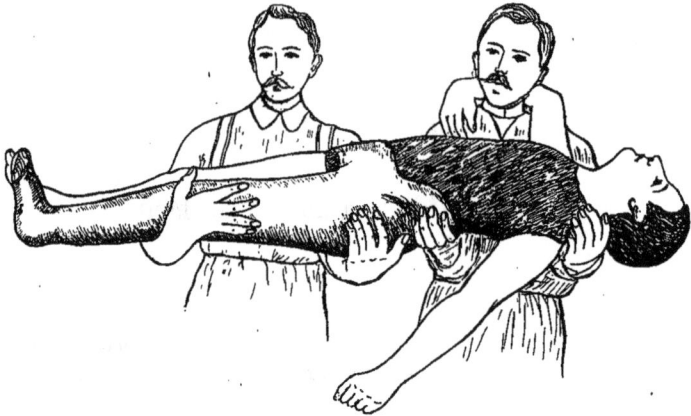

FIG. 228. — Quand on porte un malade qui a un grand appareil du
membre inférieur, il faut éviter de faire plier la cuisse sur le
bassin.

Les deux porteurs se placent côte à côte le long du
flanc correspondant au membre plâtré (*fig.* 228). Celui
qui est voisin de la tête glisse un bras sous la ceinture
plâtrée et l'autre sous les épaules du malade qui s'accroche à son cou. Celui qui est aux pieds glisse également
un bras sous la ceinture de plâtre, tandis que son autre
main, après être passée sous la jambe plâtrée, va soutenir la jambe saine.

Quand les prises sont faites, au commandement et ensemble, on soulève le malade qui doit être maintenu

horizontal. Il faut surtout éviter qu'il ne plie le bassin sur la cuisse.

Si on doit le porter loin, il est plus commode de le poser sur une gouttière bien plane ou, à son défaut, sur une planche (rallonge de table, battant de porte), recouverte d'une couverture de laine plusieurs fois repliée sur elle-même.

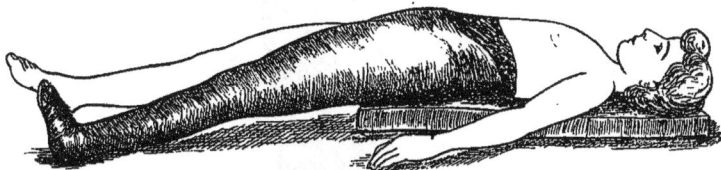

FIG. 229. — Si le membre est en hyperextension, il faut placer un oreiller sous le bassin.

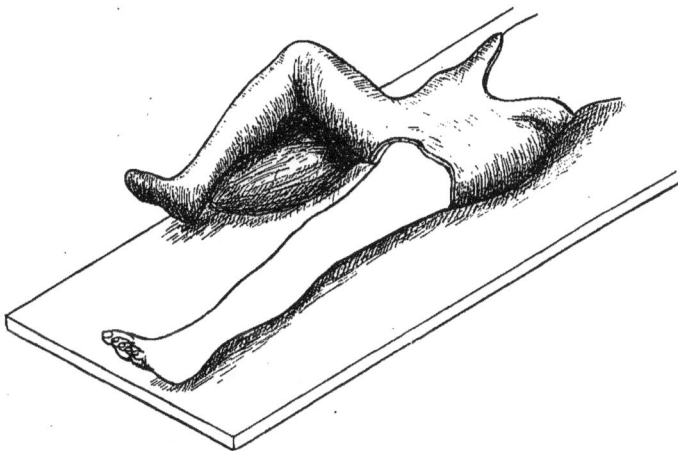

FIG. 230. — Si le genou plâtré ne repose pas sur le plan de la table, il faut mettre un coussin sous le genou.

b) *Comment le coucher?* — Pour placer le malade soit sur cette planche, soit sur son lit, les deux porteurs

doivent agir avec ensemble et le déposer horizontalement.
Il faut éviter que le pied plâtré ne porte le premier et

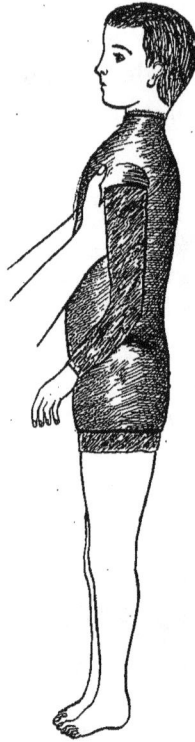

FIG. 231. — On porte verticalement les petits malades qui ont
un corset plâtré.

que le poids du corps ne fasse casser l'appareil au pli
de l'aine.

Le plan sur lequel repose le malade doit épouser la

forme de son appareil. Par exemple, si la cuisse est en
hyperextension (position fréquente dans le traitement
de la coxalgie), le malade se trouve avoir le talon maintenu par le plâtre sur un plan inférieur à celui du
bassin. Est-il couché sur une surface horizontale? Le
bord supérieur de la ceinture plâtrée comprime son

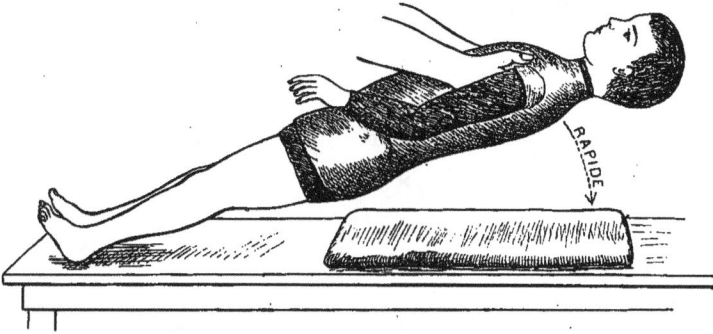

Fɪɢ. 232. — Pour coucher un petit malade qui a un corset plâtré, on
l'étend rapidement sans lui laisser le temps de fléchir les cuisses
sur le bassin.

abdomen en lui occasionnant une gêne considérable...,
à moins que l'appareil ne casse au pli de l'aine.

Pour éviter ces ennuis, vous ferez placer sous la ceinture plâtrée un coussin (*fig.* 229) dont la hauteur sera
égale à la distance qui sépare le talon du plan horizontal
passant par le dos. Ce sera plus simple que de dégarnir
une moitié de matelas, et le malade sera tout à fait à son
aise.

De même, si le membre était en flexion et en adduction de 70° (première position de la luxation congénitale),
il vous faudra placer un coussin sous le genou (*fig.* 230);
sans cela, le poids de la jambe soulèvera la ceinture plâtrée, et celle-ci blessera le dos du malade.

2ᵉ CAS. — LE MALADE A UN CORSET PLATRÉ.

a) *Comment le porter?* — Il faut éviter que le malade
ne plie le tronc sur les cuisses, car cette attitude soulève
le bord antérieur de la ceinture plâtrée, qui ne plaque
plus ensuite sur le pubis.

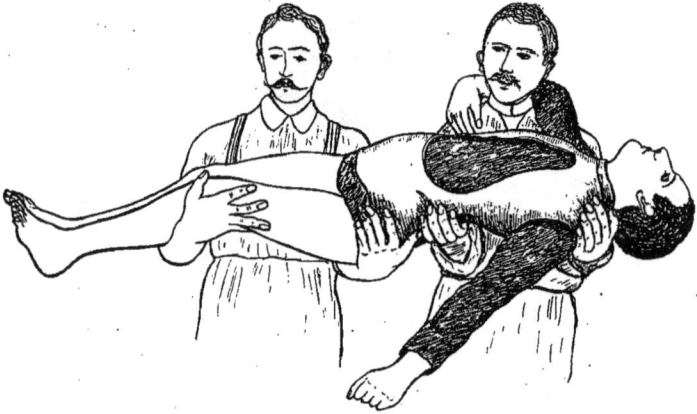

Fig. 233. — Manière de porter un adulte qui a un corset plâtré.

Si vous avez affaire à un enfant, prenez-le sous les
bras et soulevez-le horizontalement jusqu'à ce qu'il ne
soit plus au-dessus de la table (cela vous sera possible
grâce à la rigidité du plâtre). Alors, redressez-le verticalement et portez-le tout droit (*fig.* 231).

Pour le déposer sur son lit, placez les talons à la place
qu'ils doivent occuper et étendez rapidement le corps
sans qu'il ait le temps de se fléchir au niveau des han-
ches (*fig.* 232).

Pour porter les malades de grande taille, il faut deux

personnes. Elles se placent côte à côte sur le flanc du patient; la première passe un bras sous les épaules et l'autre sous la taille; la seconde met l'un de ses bras

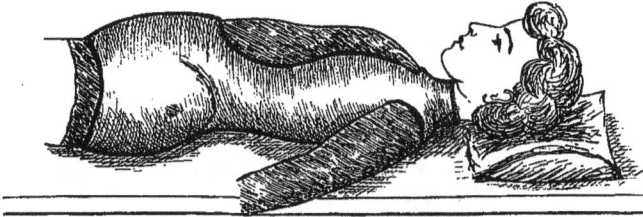

Fig. 234. — Le bord antérieur du col de plâtre scie le cou du malade, parce que sa tête est soulevée par un oreiller.

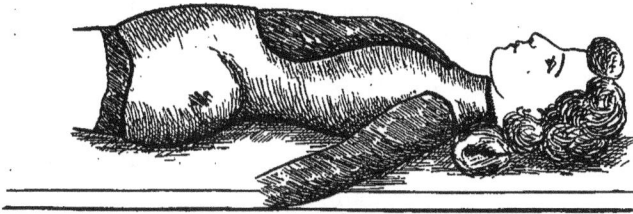

Fig. 235. — Le cou du malade est libre et dégagé parce que le col de plâtre est soulevé par un orciller, la tête plonge en arrière.

sous le bassin et l'autre au creux des jarrets. Ensemble, au commandement, elles soulèvent le malade et elles le portent horizontalement, sans lui fléchir les cuisses sur le bassin (*fig.* 233).

b) *Comment le coucher ?* — En couchant un malade porteur d'un corset à col officier, veillez à ce qu'il n'ait pas le cou scié et qu'il ne soit pas à moitié étranglé par son plâtre, ce qui arrivera fatalement si vous lui relevez

la tête par un oreiller (*fig.* 234), ou même, quoique à
un degré moindre, si vous l'étendez à plat sur son lit.
Pour être à l'aise, il doit avoir la nuque rejetée en
arrière, ce que vous réaliserez en plaçant un petit
coussin plat non sous sa tête, mais sous ses épaules
(*fig.* 235).

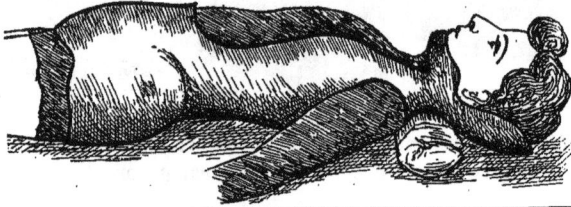

FIG. 236. — On glisse un coussin rond sous le col de la Minerve
pour éviter qu'elle ne casse en ce point.

Si le malade a un grand col, vous devez craindre que
celui-ci ne casse au niveau du cou. Vous courriez ce risque
si vous couchiez le malade à plat et, à plus forte raison,
si vous placiez un oreiller sous sa tête, car celle-ci aurait
alors une tendance à être rejetée en avant. Au contraire,
glissez sous le col du plâtre un oreiller spécial en forme
de traversin ou, à son défaut, un drap roulé, qui soutiendra l'appareil en ce point particulièrement fragile
(*fig.* 236).

Manière de réchauffer un malade nouvellement plâtré.

Le nouveau plâtré a froid, surtout s'il a subi une
intervention longue et pénible sous anesthésie.

Vous devez le réchauffer, mais non le brûler; aussi,

le lit dans lequel vous le ferez déposer aura été préalablement chauffé; de plus, vous l'entourerez de boules
d'eau très chaude, mais que vous aurez soin de bien
envelopper avec des serviettes, car le plâtre, étant bon
conducteur, s'échauffe au contact des boules d'eau
bouillante et produit des brûlures graves.

Le lendemain matin, la chemise et les draps du malade
seront mouillés par l'eau qui s'est évaporée du plâtre.
Prévenez-en la famille à l'avance.

Si, à ce moment-là, l'appareil est encore humide, con-
seillez un grand feu dans la chambre et laissez le malade sur son lit sans couverture et sans habits; l'évapo-
ration se fera plus facilement.

Surveillance de quelques points particuliers.

Il est indispensable, avant de quitter le malade, de
vous assurer que l'appareil n'est pas trop serré. Vous
vous en rendez compte aisément en examinant les
extrémités non recouvertes de plâtre; c'est ce qu'on
appelle *prendre le pouls du plâtre.*

Vous ne vous contenterez pas de ce premier examen,
mais vous recommanderez à la famille de le répéter deux
fois par jour au moins pendant la première semaine,
une fois par jour dans celles qui suivront.

Voici les points où vous prendrez le pouls du plâtre :

APPAREIL DU MEMBRE INFÉRIEUR.

Orteils. — Vérifiez leur coloration, leur température,
leur mobilité, leur sensibilité.

Si les orteils sont bleuâtres ou trop blancs, l'appareil est trop serré. Fendez-le immédiatement sur le cou-de-pied et écartez légèrement les bords de l'incision

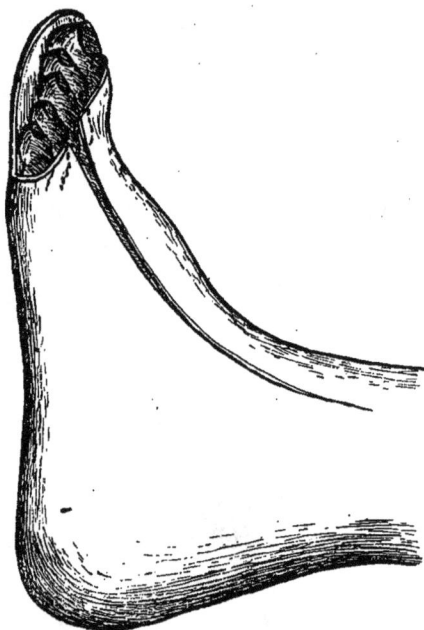

FIG. 237. — Si les orteils sont bleuâtres ou blanchâtres, s'ils ne peuvent remuer, si la sensibilité a disparu, il faut *immédiatement* fendre le plâtre jusqu'à ce que coloration, mobilité et sensibilité soient redevenues normales, et si besoin est ne pas hésiter à fendre l'appareil sur toute sa longueur.

(*fig.* 237). S'ils ne reprennent pas leur couleur normale au bout de quelques minutes, coupez tant que la circulation vous paraîtra gênée, allez jusqu'au pli de l'aine si besoin est.

Si la coloration est douteuse, étudiez la mobilité en

ordonnant au malade de remuer ses orteils et la sensibilité en le piquant avec une épingle. Si elles ont disparu, fendez encore le plâtre jusqu'à ce que le mem-

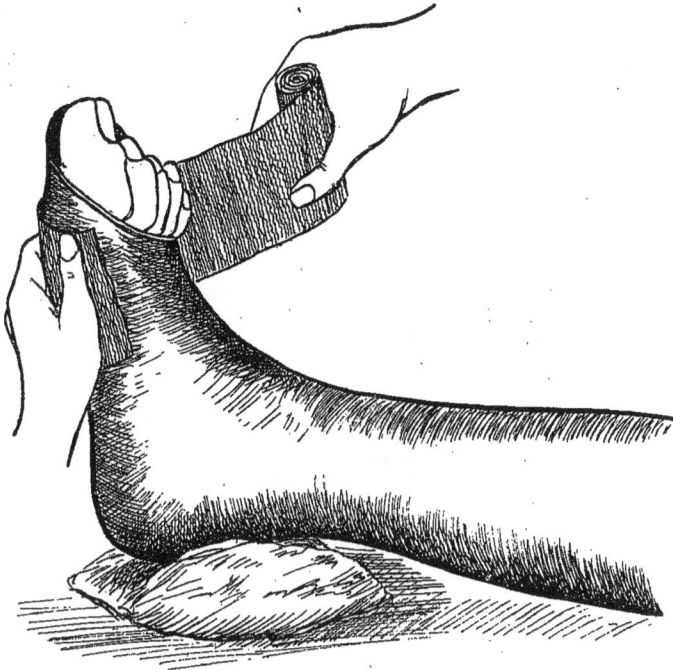

FIG. 238. — Si les orteils sont œdématiés, mais si sensibilité, mobilité et coloration sont normales, il faut élever le pied à l'aide d'un coussin et comprimer les orteils avec une bande élastique.

bre soit revenu à son état normal. Si mobilité et sensibilité existent encore mais que la couleur ne soit pas franchement mauvaise, recouvrez d'ouate les orteils que vous serrez alors avec une bande de tissu élastique, et surélevez le pied avec un coussin (*fig.* 238). Au bout de quelques heures, assurez-vous de l'efficacité de ce traitement.

Ceinture. — Voyez que les fausses-côtes ne soient pas trop serrées par le bord supérieur de la ceinture ; si elles l'étaient, faites à leur niveau une fente verticale de 4 à 5 centimètres, dont vous écarterez légèrement les bords (*fig.* 239).

Passez la main sous le plâtre dans le pli fémoro-génital ; il est fréquent de trouver cette région fortement

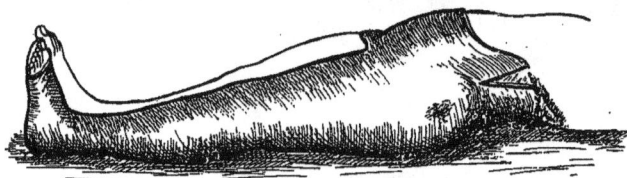

Fɪɢ. 239. — Si un appareil blesse au niveau des fausses côtes, on fait une fente verticale.

bridée. Faites une fente verticale au point comprimé et dégagez les points trop serrés.

CORSET PLATRÉ.

Cou. — Vérifiez si, dans les mouvements de déglutition, la pomme d'Adam a son libre jeu. Si elle ne l'a pas, soulevez les épaules avec un oreiller, et si cela ne suffit pas faites sur le milieu du col une fente verticale de 2 à 3 centimètres, dont vous écartez légèrement les bords (*fig.* 240).

Si le malade a un appareil à grand col et qu'il soit gêné au niveau du cou, faites une fenêtre rectangulaire qui remonte jusqu'à l'os hyoïde.

Poitrine. — Si, malgré la fenêtre provisoire faite sur la poitrine après la prise du plâtre, le malade était gêné pour respirer, enlevez toute l'ouate mise en faisant l'ap-

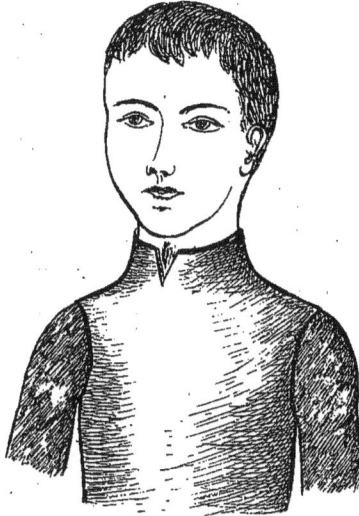

FIG. 240. — Le col de l'appareil était trop serré, on l'a fendu verticalement et les bords se sont écartés d'eux-mêmes.

pareil. Si le soulagement que vous produisez ainsi est insuffisant, agrandissez la fenêtre.

APPAREIL DU MEMBRE SUPÉRIEUR.

Doigts. — Mêmes observations que pour les orteils dans l'appareil du membre inférieur.

17

CHAPITRE XIV.

Surveillance du Malade et de l'Appareil.

Sommaire. — *Le malade* : Etat général. — Troubles trophiques. — Eschare. — Dermite. — Points douloureux. — Vertèbre saillante. — Radiographie.
    L'appareil : Fendu, brisé, ramolli. — Trop large. — Trop étroit.

Quand vous avez plâtré un malade, il vous faut le voir assez souvent, non seulement pour surveiller sa santé, mais aussi pour surveiller son appareil.

LE MALADE.

Etat général.

Il arrive souvent que huit à quinze jours après l'application d'un appareil les parents viennent vous trouver, inquiets de voir leur malade maigrir : « Les jambes surtout, disent-ils, ont perdu énormément. » Rassurez-les, car cet amaigrissement n'est pas dû à un mauvais état général : il est simplement causé par l'immobilisation et disparaîtra rapidement si le malade mange bien et si vous pouvez le faire vivre au grand air. Cependant n'oubliez pas que l'hygiène de ces immobilisés doit être très sévère. Faites-leur faire un peu d'hydrothérapie et de la révulsion légère.

Evitez surtout la constipation. On ne saurait trop le répéter, elle est la cause de presque tous les ennuis que vous pourrez avoir. Souvent, on vous fera appeler d'urgence pour un bébé nouvellement plâtré, et, par la fenêtre abdominale, vous verrez le ventre gonflé, tendu, faire une véritable hernie à travers l'ouverture du plâtre. Ne vous effrayez pas : un lavement à la glycérine, deux si cela est nécessaire, ramèneront les intestins à leur état normal.

Du reste, dans tous les appareils, vous pouvez palper toute l'étendue de l'abdomen en glissant la main entre le plâtre et la peau. L'exploration de la poitrine n'est pas aussi commode malheureusement, et, si vous devez ausculter un malade porteur d'un corset plâtré, vous serez obligé de fendre celui-ci sur toute sa hauteur et d'en faire un bivalve.

Troubles trophiques.

Nous avons trop insisté sur l'importance qu'il y avait à examiner journellement les doigts, les orteils, à *prendre le pouls du plâtre,* pour y revenir ici.

Sachez seulement que vous pourrez voir, quelques jours après la pose d'un appareil, les orteils et les doigts se gonfler, s'œdématier, la chaleur et les mouvements restant normaux. Ne vous hâtez pas de fendre le plâtre, mais soulevez sur un coussin les parties œdématiées,

enveloppez-les d'ouate et comprimez-les fortement avec
une bande élastique (*fig.* 238). Vingt-quatre heures
après, l'œdème aura disparu, mais maintenez cette compression encore quelques jours.

Eschare[1].

Il peut se former sous le plâtre une eschare, soit
qu'un corps étranger quelconque (sable, fragment de
plâtre, mie de pain) ait pénétré au contact de la peau,
soit qu'une attelle mal étalée ait fait un pli qui blesse.
Ces eschares sont très rares chez les enfants tenus
proprement. Cependant, comme elles peuvent se produire quelles que soient les précautions prises, on doit
savoir les diagnostiquer et les soigner.

Diagnostic. — Quelquefois le malade accuse une douleur en un point particulier et dit avoir l'impression que
sa peau collée au plâtre s'en décolle par moments. Vous
devez surveiller ce point : il est très probablement le
siège d'une eschare.

Mais généralement le malade ne se plaint pas. L'eschare est indolore et c'est à vous à la rechercher. Vous
avez pour cela deux guides : **l'odorat** et **la vue**.

La plaie dégage une **odeur de vieux pansement**, que
l'on perçoit assez facilement et que vous chercherez, chaque fois que vous verrez votre patient, en promenant

---

1. *Escarre.* L'orthographe étymologique serait ESCHARE (du latin
eschara, grec *eskhare,* foyer; mais, malgré cette étymologie et
l'autorité des dictionnaires et traités spéciaux, l'Académie écrit
ESCARRE.   (*Dictionnaire Larousse.*)

votre nez sur l'appareil. Arrêtez-vous particulièrement **sur les bords, par où s'échappent souvent les odeurs nauséabondes** ; s'il existe une eschare, vous êtes sûr d'en être averti.

En outre, l'eschare suinte et ce suintement, traversant

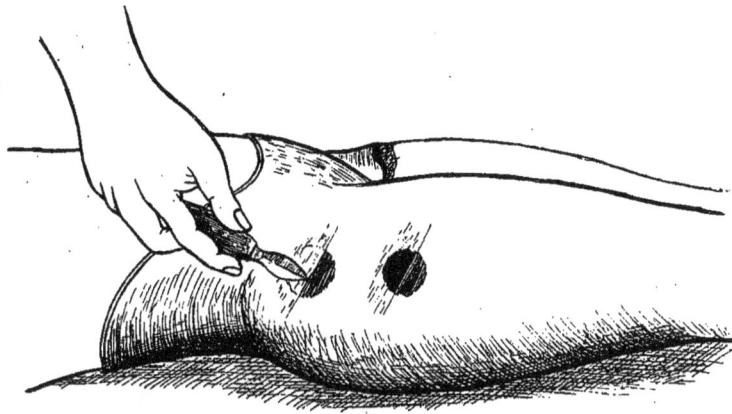

FIG. 241. — Il y a une tache sur le plâtre, grattez-la ; si la teinte brunâtre diminue d'intensité à mesure que vous arrivez plus profondément (partie gauche de la tache de gauche), c'est une simple souillure venue de l'extérieur ; si, au contraire, elle devient plus foncée en s'éloignant de la surface (partie gauche de la tache de droite), il y a eschare.

les couches du plâtre, produit à la surface **une tache brunâtre**. Pour vous assurer que cette tache est bien due à une plaie, grattez-la légèrement avec un couteau (*fig.* 241). Si la teinte brunâtre diminue d'intensité à mesure que vous arrivez plus profondément, c'est une simple souillure venue de l'extérieur. Si, au contraire, elle devient plus foncée en s'éloignant de la surface, **c'est qu'il y a eschare.**

Traitement. — Faites une fenêtre ayant pour centre l'eschare, mais la dépassant largement, et veillez à ce que les bords ne compriment pas la peau avoisinante. Puis, pansez la plaie tous les jours : vous obtiendrez sûrement une guérison rapide.

Le pansement varie naturellement avec l'état de la plaie.

Si vous avez diagnostiqué l'eschare à son début, elle forme une simple rougeur, une légère excoriation de la peau. Lavez et désinfectez soigneusement, puis badigeonnez avec de la teinture d'iode et recouvrez de vaseline.

Soignée un peu plus tard, l'eschare forme une légère excavation. Toujours, après une désinfection rigoureuse, faites des pansements à l'oxyde de zinc ou au naphtalan.

Enfin, si vous avez attendu plus longtemps, l'eschare se présente, à première vue, comme une lésion grave; plâtre et revêtement sont largement tachés et il semble que l'on va se trouver en présence d'une plaie énorme. Mais vous serez étonné, une fois la région bien propre, de ne constater qu'un bourgeon charnu exhubérant qui a beaucoup suinté. Touchez-en **la partie centrale et non les bords** avec le crayon au nitrate d'argent, recouvrez de vaseline et, en quatre ou cinq jours, la guérison sera complète.

Après ces pansements, glissez du coton sous les bords de la fenêtre; bourrez de coton et maintenez le tout avec une bande Velpeau ou avec une bande de tarlatane gommée mouillée (voir page 197). Il faut user de l'une ou de l'autre de ces deux sortes de bandes, car toutes les autres glissent sur le plâtre et ne maintiennent pas le pansement.

N'oubliez pas que la présence d'une eschare n'exclut pas la possibilité d'une autre et recherchez s'il n'en existe pas une seconde.

Dermite.

Il n'y a pas de peau, si fine soit-elle, qui, protégée par le revêtement, ne puisse supporter le plâtre. Cependant, on peut voir exceptionnellement se développer par places, sous l'appareil, une affection rappelant l'eczéma suintant. Vous devrez alors : 1° soigner le tube digestif (purgation, alimentation sans viande); 2° ouvrir une fenêtre pour faire des pansements journaliers, soit avec la pommade à l'oxyde de zinc, soit avec le naphtalan. Le mieux est encore, si possible, de laisser la peau exposée à l'air, en la recouvrant simplement d'une gaze molle. En vingt-quatre heures, elle reviendra à l'état normal.

Points douloureux.

Talon. — Si vous avez fait un appareil destiné à corriger une attitude vicieuse du membre inférieur, il est fréquent que, *dès la première nuit*, le malade se plaigne de son **talon**. Ne vous hâtez pas de couper le plâtre car, le plus souvent, la douleur diminuera et finira par disparaître.

Cependant, il est des cas où la souffrance, devenant intolérable, vous force la main. Ouvrez alors une fenêtre, non pas au niveau du talon, mais **en avant**, sur la face antérieure de l'articulation tibio-tarsienne (*fig.* 242). De chaque côté, cette fenêtre arrivera au niveau des mal-

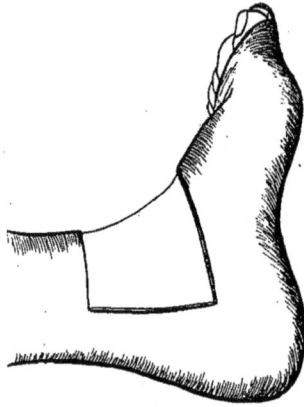

Fig. 242. — Si le malade souffre du talon *le premier soir* qui suit la pose de l'appareil, ouvrez une fenêtre sur la *face antérieure* du cou-de-pied.

léoles et elle débordera de trois travers de doigt en haut et en bas le pli d'union de la jambe et du pied.

La douleur peut apparaître aussi **plusieurs jours après l'application du plâtre**; elle siège alors au niveau du tendon d'Achille. Faites en ce point une fenêtre. Elle s'ouvrira donc maintenant **en arrière** de l'articulation, sur sa face dorsale. Mais qu'elle n'arrive pas jusqu'à la plante du pied, car celui-ci n'étant plus soutenu tomberait et le bord supérieur de la fenêtre blesserait le malade. Pour éviter la douleur, vous agrandiriez tous les jours votre ouverture, et le pied, tombant de plus en plus, perdrait tout contact avec la semelle plâtrée (*fig.* 243).

Vous éviterez cet inconvénient en laissant sous le

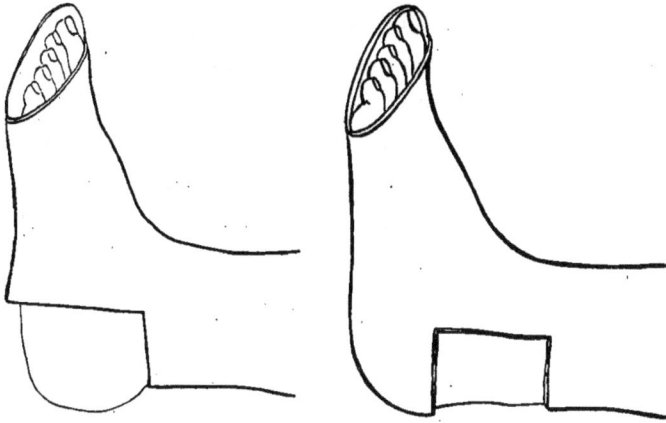

FIG. 243 et 244. — Si les douleurs du talon ne surviennent que *quelques jours après la pose du plâtre*, ouvrez une fenêtre *postérieure*.

A gauche, mauvaise fenêtre, le pied non soutenu tombe et le plâtre blesse le tendon d'Achille.

A droite, bonne fenêtre, le pied est soutenu par une languette de plâtre.

talon une petite bande de plâtre qui soutiendra le pied (*fig.* 244).

Une fois cette fenêtre ouverte, glissez du coton sous ses bords, bourrez-la de coton et serrez fortement avec une bande Velpeau ou une bande de tarlatane gommée.

Articulations temporo-maxillaires. — Les malades porteurs d'un corset à grand col se plaignent souvent, durant les jours qui suivent l'application du plâtre, de douleurs dans les articulations temporo-maxillaires. Pour les calmer, mettez quelques gouttes de laudanum dans les conduits auditifs et attendez ; en peu de temps, cette sensation pénible disparaîtra.

Autres points. — Faites toujours patienter le malade au moins vingt-quatre heures après la pose de l'appareil, pour voir si les douleurs ne disparaissent pas. Si elles persistent, faites, suivant leur siège, une fenêtre ou une fente verticale dont vous écartez les bords.

Mais chaque fois que vous faites une ouverture, bourrez-la de coton bien serré par une bande.

Vertèbre saillante.

Vous avez mis à un enfant un appareil du membre inférieur avec ceinture. Les parents viennent vous trouver quelques jours plus tard ; ils sont désolés : « leur bébé a une vertèbre qui proémine au niveau du bord supérieur de la ceinture plâtrée ; il a sûrement un mal de Pott ». Rassurez-les ; cette saillie n'est due qu'au développement d'une bourse séreuse ; elle disparaîtra quand l'appareil aura été enlevé depuis quelques jours.

Radiographie.

A travers les appareils plâtrés, faits suivant la méthode que nous indiquons, il n'est pas possible de prendre une radiographie. Si vous avez besoin d'un renseignement fourni par les rayons X, faites, au niveau du point à radiographier, deux fenêtres, l'une antérieure, l'autre postérieure (*fig.* 245). La radiographie prise, refermez ces ouvertures avec des attelles plâtrées pour ne pas compromettre la solidité de l'appareil.

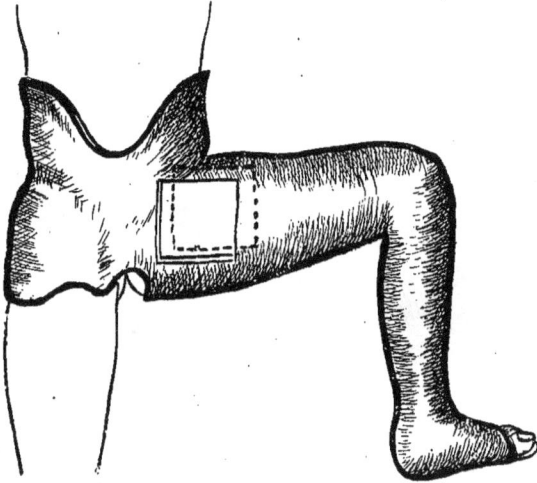

Fig. 245. — Pour prendre une radiographie d'une région qui se trouve dans le plâtre, il faut faire deux fenêtres, l'une antérieure et l'autre postérieure.

L'APPAREIL.

Chaque fois que vous revoyez le malade, vous devez vous assurer que l'appareil est toujours solide. Il peut se produire de petites craquelures intéressant seulement sa surface, surtout s'il est poli : elles n'ont pas d'importance. Mais parfois, surtout si le malade est très turbulent ou très lourd, le plâtre peut se fendre ou même se briser. Vous réparerez ces lésions dès que vous les verrez, car s'il est assez facile de consolider un appareil fendu, il est très difficile, au contraire, de le réparer quand il est brisé en deux morceaux.

Voici la technique que vous suivrez pour ces réparations.

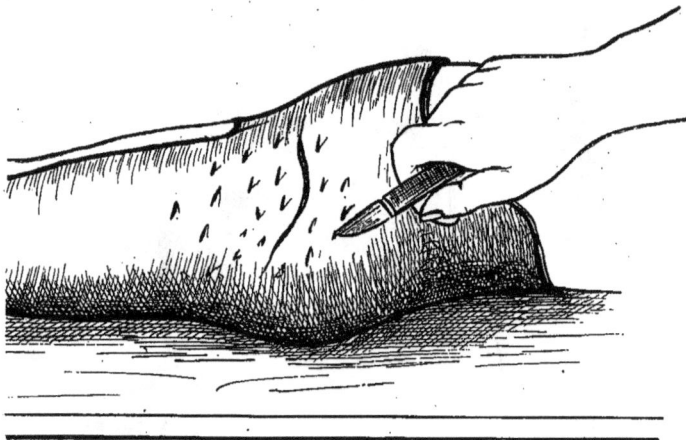

Fig. 246. — Pour réparer un appareil, il faut commencer par érailler la surface du plâtre de petites entailles de quelques millimètres de profondeur. Elles serviront à accrocher, pour ainsi dire, les pièces de réparation.

L'appareil est fendu.

Avec la pointe d'un couteau (après avoir fait sauter le polissage, s'il existe), éraillez la surface du plâtre, dans toute la région avoisinant le point à consolider, de petites entailles de quelques millimètres de profondeur (*fig.* 246) se croisant en tous sens. Elles serviront à accrocher, pour ainsi dire, les pièces de réparation.

Puis, avec de **la bouillie très claire et des attelles**

d'une seule épaisseur de tarlatane, réparez en suivant la technique indiquée page 54 pour consolider les appareils. Pour que la réparation soit solide, il faut que les attelles aillent très loin de chaque côté de la fente et que leurs bords soient bien recouverts de bouillie plâtrée.

L'appareil est cassé.

Le mieux serait d'en faire un nouveau. Mais si, pour une raison quelconque, vous ne pouvez le recommencer, voici comment vous le réparerez.

Faites sauter le polissage et entaillez toute la partie voisine du trait de cassure. Puis, après avoir badigeonné de bouillie très claire, enroulez tout autour de la fracture et la débordant largement une bande plâtrée. Ayez soin d'en recouvrir chaque tour de **bouillie très claire, qui fera mortier** et liaison.

L'appareil est ramolli.

Le ramollissement se produit souvent chez les enfants mal tenus qui souillent leurs appareils. La partie postérieure de la ceinture, ayant séjourné dans l'humidité, perd sa rigidité et semble de carton.

Coupez alors toutes les couches de plâtre qui sont ainsi ramollies et ne laissez à la partie profonde qu'une mince épaisseur de l'appareil primitif; puis mettez de la bouillie claire et consolidez suivant la technique indiquée page 54.

Appareil trop large.

Si la ceinture ou le col d'un appareil deviennent trop larges, vous corrigerez facilement ce défaut. Enlevez,

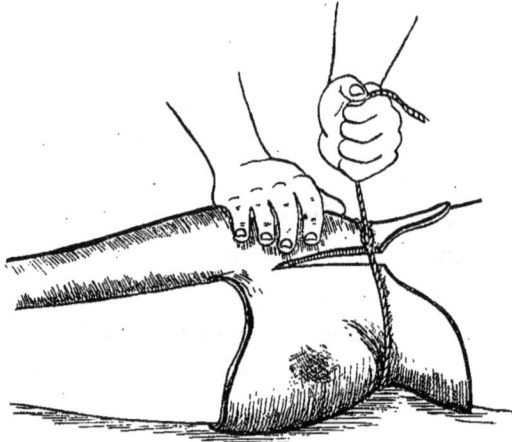

FIG. 247. — Un plâtre est-il devenu trop large, enlevez sur la ligne médiane une bande de plâtre, serrez avec une corde mince et réparez l'appareil.

sur leur partie médiane, une bande de plâtre assez large pour que l'appareil soit légèrement trop étroit quand vous aurez amené au contact l'un de l'autre les bords de l'entaille. Glissez ensuite du coton sous les bords de la fente ainsi faite, puis, avec une corde mince, serrez l'appareil (*fig.* 247). Réparez alors avec une bande plâtrée comme il vient d'être dit pour l'appareil cassé.

Appareil trop étroit.

Vous ne pourrez guère élargir que les ceintures, les cols ou les parties voisines des bords de l'appareil.

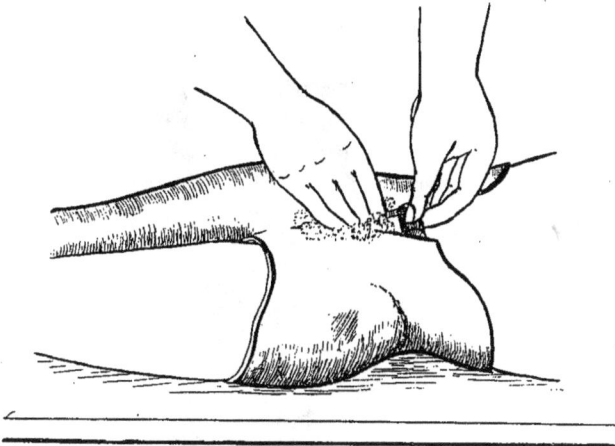

Fɪɢ. 248. — Si l'appareil est trop étroit, fendez-le sur la ligne médiane, intercalez un tampon entre les bords de la fente et réparez le plâtre.

Un appareil est-il trop serré sur toute la longueur d'un membre? Sans doute, vous pouvez le fendre et réparer ensuite, mais il est plus sage de recommencer l'appareil.

Pour élargir une ceinture ou un col, vous les coupez sur leur longueur, vous glissez de l'ouate sous la fente ainsi faite et entre ses bords (*fig.* 248), puis vous réparez avec une bande plâtrée [voir p. 269].

Si un corset serre trop les côtes, faites à leur niveau une incision horizontale de 4 à 5 centimètres (*fig.* 249);

petit à petit, l'appareil prendra du jeu et le malade sera
dégagé. Agissez de même pour le bord supérieur d'une

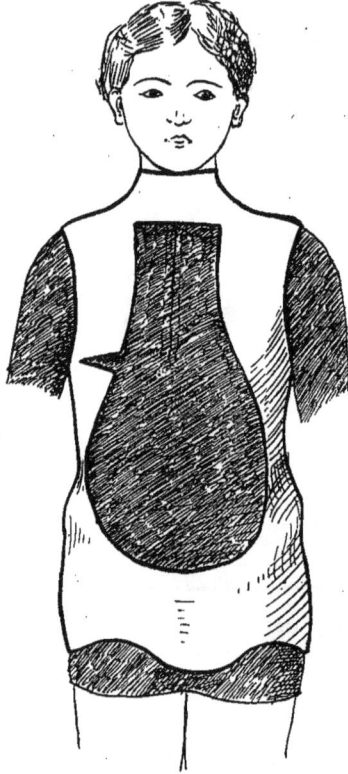

Fig. 249. — Si le corset gêne au niveau des côtes, faites une incision
horizontale de quelques centimètres.

ceinture plâtrée qui blesse au niveau des fausses côtes;
une fente verticale de 4 à 5 centimètres suffira pour rendre le bien-être à votre malade.

CHAPITRE XV[1].

Comment soigner un malade porteur d'un Appareil plâtré[2].

Sommaire. — Habillement. — Soins de toilette. — Repas. — Bassin. — Gouttière. — Voiture pour promenade.

Habillement.

La première question que vous poseront les parents est celle-ci : « Comment devons-nous habiller notre malade? Les costumes qu'il avait lui sont trop étroits! »

Si le nouveau plâtré doit marcher, qu'on lui fasse simplement des habits plus amples; mais, s'il doit rester couché, il est plus commode de lui faire faire un vêtement ainsi composé (*fig.* 250) :

1. Ce chapitre est principalement destiné aux parents et aux infirmiers.

2. Quand vous avez fait un appareil plâtré, il est de votre devoir d'apprendre aux parents à le conserver intact et propre. C'est nécessaire car, brisé, l'appareil est plus nuisible qu'utile; sale, il se ramollit, ne répond plus à son but et cache souvent des plaies ou de la vermine.

18

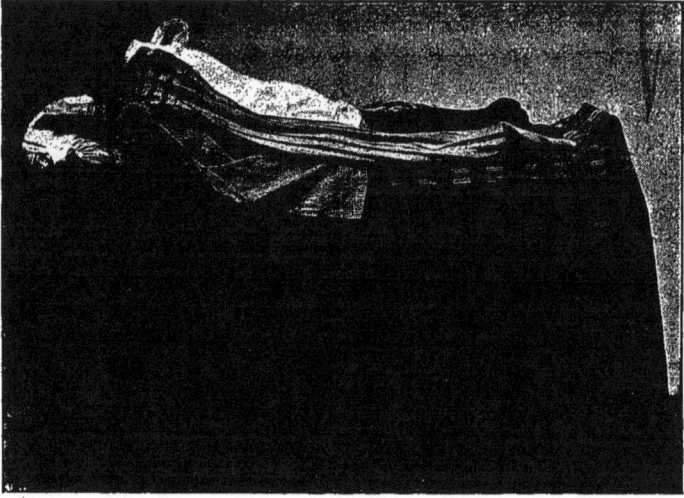

Fig. 250. — Il est commode d'habiller les malades qui ont un appa
reil plâtré avec des effets fendus par derrière sur toute leur longueur.

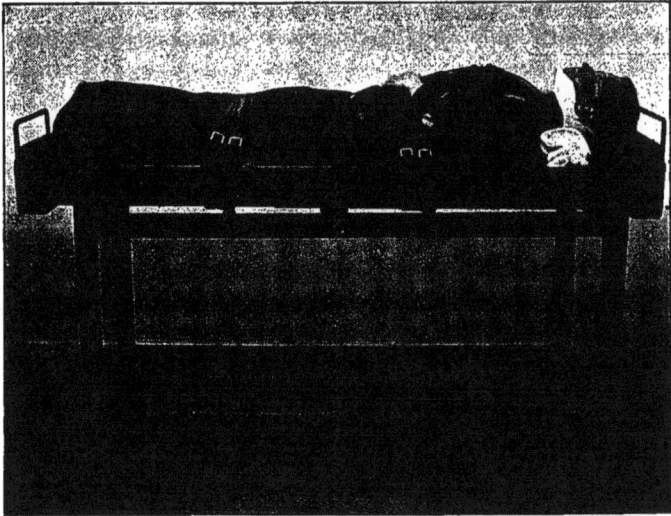

Fig. 251. — Enfant plâtré enroulé jusqu'aux aisselles
dans une couverture de voyage.

1° Une grande chemise de nuit fendue par derrière de haut en bas ;

2° Des bas et des chaussons ;

3° Une robe de chambre en laine descendant jusqu'aux pieds et fendue par derrière sur toute sa hauteur ;

4° Une couverture de voyage dans laquelle on l'enroule des pieds aux aisselles (*fig.* 251).

Il est complètement inutile de mettre un caleçon, un pantalon ou des jupons.

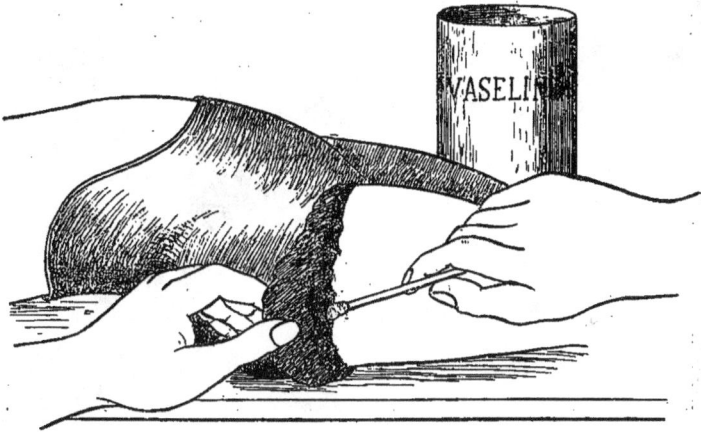

FIG. 252. — En passant sous les bords de l'appareil un tampon de coton imbibé de vaseline, on retire les impuretés qui auraient pu glisser sous le plâtre.

Soins de toilette.

Pour conserver aussi propre qu'il doit être un malade plâtré, on doit laver chaque jour toute la portion de son corps qui n'est pas dans l'appareil.

A cet effet, après lui avoir nettoyé la figure et les

mains, on le mettra tout nu dans une chambre bien
chaude et on le savonnera rapidement. Il est bon de lui
faire ensuite une lotion à l'eau de Cologne ou à l'alcool

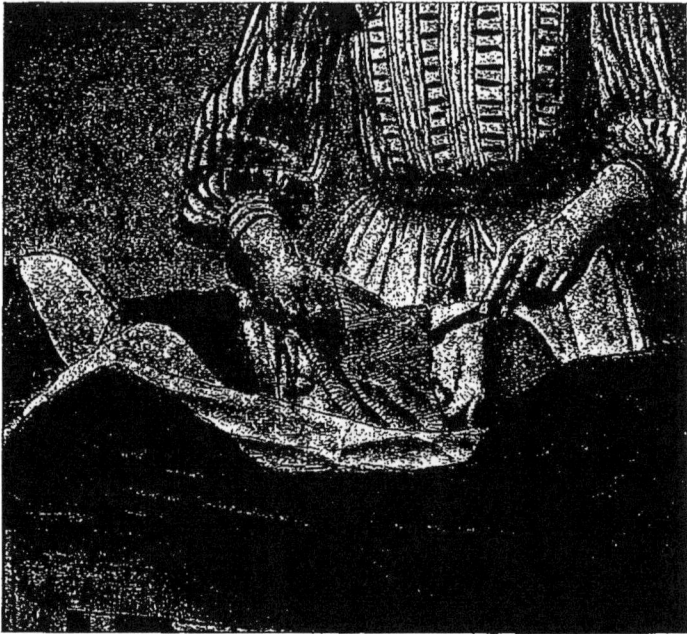

Fig. 253. — On peut glisser sous les bords de l'appareil une mince
lame de coton; pour éviter les plis, on l'étale avec un couteau à
papier.

suivie d'une friction au gant de crin pour suppléer à
l'exercice qui lui manque.

Tous les deux ou trois jours, on passera sous les
bords de l'appareil un tampon de coton imprégné de vaseline et monté sur une mince tige de bois [manche de
porte-plume par exemple] (*fig.* 252). On ramènera ainsi
les petites impuretés qui auraient pu pénétrer sous le

plâtre. On glissera ensuite sous ces bords une lame de coton de 8 à 10 centimètres de large sur 2 d'épaisseur et, pour qu'elle ne fasse ni pli, ni bourrelet, on l'étalera bien avec un couteau à papier (*fig.* 253).

Chaque matin, en faisant la toilette du malade, vous ferez surveiller les extrémités ou le visage suivant les cas, et, s'ils devenaient violets ou bleuâtres, s'ils s'œdématiaient, on vous préviendrait immédiatement.

De même si, en déshabillant le malade, on percevait une odeur fade se dégageant de l'appareil, ou si, à la surface de celui-ci, on trouvait une tache brune, qu'on vous le dise sans tarder : c'est une eschare qui est en train de se produire.

Repas.

Pour les malades porteurs d'un appareil du membre inférieur, manger est chose aisée : ils se soulèvent légè-

Fig. 254. — Chalumeau en verre dont usent pour boire les malades qui ont un corset à grand col.

rement et se penchent du côté correspondant à leur plâtre.

Ceux qui ont un corset à col officier peuvent en faire autant. Il n'en est pas de même pour ceux qui ont un appareil à grand col. Non seulement ils doivent rester couchés sur le dos, mais encore les premiers jours ils éprouvent de grandes difficultés pour ouvrir la bouche.

Aussi attendez-vous, après la pose de l'appareil, à ce que les parents vous disent : Notre malade ne peut pas manger. Ne vous en inquiétez pas, ordonnez du lait et du bouillon, qu'on fera boire soit à l'aide d'un cha·

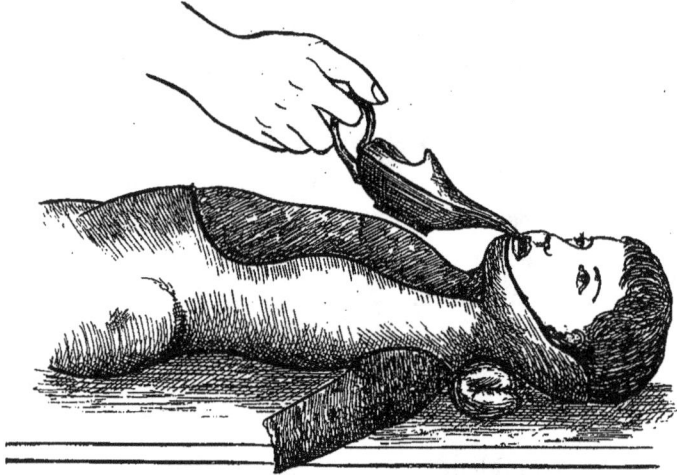

Fig. 255. — Malade buvant à l'aide du canard; on évite ainsi de souiller le col de plâtre.

lumeau de verre (*fig.* 254), soit à l'aide d'un « sabot » ou « canard », sorte de biberon de porcelaine à goulot (*fig.* 255). Cela l'empêchera de s'affaiblir et, au bout de quarante-huit heures, il pourra ouvrir suffisamment la bouche pour manger des mets solides. A partir de ce moment, on place sur sa poitrine l'assiette contenant les aliments coupés en bouchées et, à l'aide d'une glace, il est bientôt assez adroit pour les saisir lui-même et les porter à sa bouche (*fig.* 256). On continue à le faire boire à l'aide du canard ou du chalumeau.

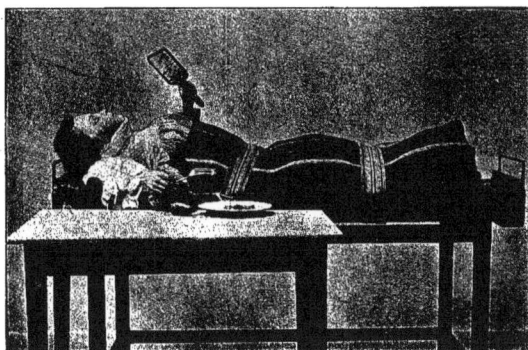

FIG. 256. — Les malades se servent d'une glace pour prendre leurs aliments avec une fourchette.

Bassin.

Vous devez surveiller avec la plus grande attention la régularité des selles chez les malades porteurs d'un appareil plâtré. Ils ont tous une tendance marquée à la constipation, surtout dans les premiers temps.

Vous leur ferez présenter le bassin tous les jours, à la même heure, et vous userez de lavages intestinaux simples ou laxatifs si besoin est.

Vous conseillerez le bassin plat, en tôle émaillée

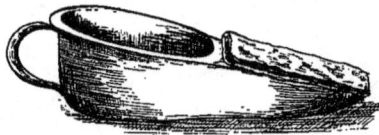

Fig. 257. — Il faut recouvrir la tôle du bassin de serviettes pour éviter que la ceinture plâtrée ne s'abîme.

(*fig.* 257); c'est le plus pratique, et vous ferez prendre les précautions suivantes pour y placer le malade :

Le malade a un corset plâtré. — Il peut facilement se soulever en s'arc-boutant sur ses jambes pour qu'on lui glisse le bassin. Mais il ne faut pas que le bord inférieur de son corset repose sur la tôle, sur laquelle il se mâcherait et, à la longue, pourrait même se briser. Aussi, vous ferez recouvrir la partie du bassin qui sera en contact avec le plâtre d'une ou deux serviettes pliées. Cette précaution est d'autant plus nécessaire que le malade est plus lourd.

On devra, de plus, songer à la partie supérieure de
l'appareil. Si c'est un col officier, il viendra comprimer
le cou du malade, car le plâtre, soulevé à sa partie inférieure, basculera et s'abaissera à sa partie supérieure.
Aussi, on dégagera la tête du patient en enlevant tout
ce qui pourrait se trouver au-dessous d'elle, et, pour
qu'elle soit bien rejetée en arrière, on placera un oreiller supplémentaire sous les épaules.

Si le malade a une minerve, faites soutenir par un
traversin le col de l'appareil et dégagez encore le derrière de la tête, pour éviter que le poids du corps, portant seulement sur la partie cervicale du plâtre, ne
fasse casser au niveau du cou.

*Le malade a un grand appareil du membre infé-
rieur.* — Il ne peut plus se soulever seul, et vous ferez
exécuter la manœuvre suivante : pendant qu'il s'arc-
boute sur la jambe saine repliée, on élève d'une main la
jambe plâtrée et, de l'autre, on place le bassin. Puis, on
remplace prestement la main qui soutient la jambe par
un coussin étroit de la hauteur du bassin, et d'une longueur supérieure à celle du membre, pour éviter le porte
à faux et la casse de l'appareil.

Ici encore, il faut couvrir de serviettes pliées la tôle
du bassin pour qu'elle n'abîme pas la ceinture plâtrée.

Le malade ne demande pas le bassin. — Chez les tout
petits qui ne demandent pas encore le bassin, comme
chez les malades qui ont de l'incontinence des matières
(paralysie du mal de Pott), il importe beaucoup de conserver les appareils propres. On peut y arriver avec

beaucoup de soins. Nous avons eu des enfants, âgés de cinq et de huit mois, qui ont conservé pendant plusieurs mois des grands appareils du membre inférieur, et quand nous les leur retirions, le plâtre était encore très solide et parfaitement propre.

Voici les procédés que vous pouvez indiquer :

a) Coucher l'enfant directement sur du son. Celui-ci forme, avec l'urine et les matières fécales, de petites boules sèches extérieurement, que l'on enlève plusieurs fois par jour et que l'on remplace par du son propre. On ne changera tout le son que tous les trois jours.

b) Mettre à l'orifice des conduits naturels un carré d'ouate hydrophile, qui n'arrive pas au contact de l'appareil et que l'on change aussitôt qu'il est souillé. Pour plus de sécurité, faites entourer l'appareil lui-même de carrés de tissu-éponge, que l'on renouvellera aussi à chaque miction.

Vous devez interdire l'emploi de tissus imperméables, qu'ils soient destinés à protéger le lit du malade, ou à envelopper son appareil. Les premiers maintiennent l'humidité au contact du plâtre, les seconds empêchent la peau de respirer.

Gouttière pour promenade.

Autant que possible, le malade ne passera pas la journée dans son lit, mais sera couché sur un cadre-gouttière facile à transporter d'une pièce dans une autre.

Une planche assez grande pour y poser le malade,

assez forte pour le supporter, un matelas par-dessus,
deux sangles pour éviter les chutes, voilà la gouttière la
plus simple. Cependant l'on pourra se procurer à peu
de frais un modèle plus confortable, dont voici la description (*fig.* 258) :

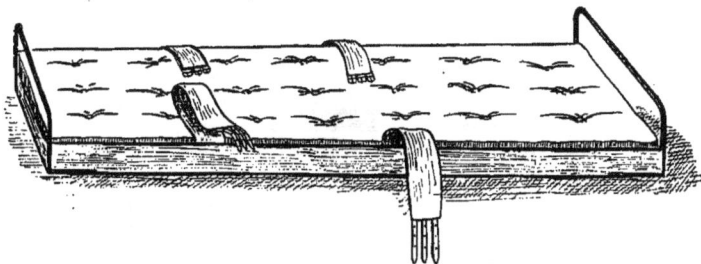

FIG. 258. — Gouttière servant au transport des malades.

Commandez chez le menuisier une caisse sans couvercle, en pichpin, ou en sapin. Le premier est plus solide,
le second meilleur marché.

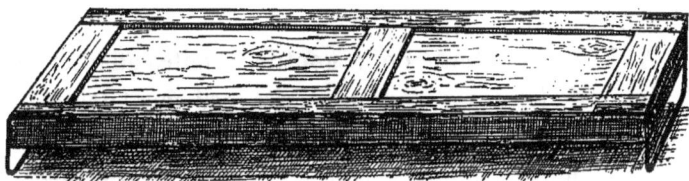

FIG. 259. — Il est bon de mettre sous la gouttière deux traverses
longitudinales permettant à la gouttière de glisser sans à-coup.

Cette caisse sera faite de planches ayant 1 centimètre
à 1 centimètre et demi d'épaisseur, et aura, comme dimensions :

1° Longueur : la taille du malade plus 30 centimètres;

2º Largeur : la distance qui sépare les deux coudes du malade placés le long du corps ;

3º Hauteur : 15 centimètres.

Aux traverses de la partie inférieure, on en fixera deux autres, longitudinales, effaçant les saillies des premières et permettant à la gouttière de glisser sans

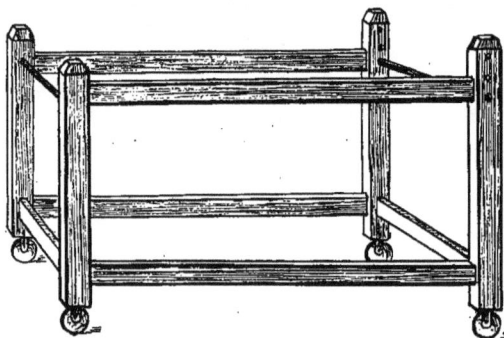

Fig. 260. — Tréteau de bois sur lequel on place la gouttière.

à-coup sur le rouleau de la voiture, ou sur le chevet du lit (*fig.* 259).

A chaque extrémité de la gouttière, faites adapter une poignée de fer assez large pour être facilement tenue des deux mains.

Demandez au bourrelier un coussin de 20 centimètres de hauteur, entrant à frottement dans la caisse. Faites-le recouvrir de toile cirée et garnir soit de crin végétal, très suffisant, soit de crin animal, préférable, mais plus coûteux.

Le bourrelier clouera aux côtés de la caisse deux larges sangles en toile, dont l'un des chefs sera muni de deux boucles à ardillons, l'autre de deux contre-sanglons de cuir percés de plusieurs trous. L'une sera placée un peu au-dessus des genoux, l'autre un peu au-dessous des aisselles du malade, et on les bouclera de manière à bien maintenir celui-ci sans le serrer.

Si le malade a la permission de s'asseoir quelques heures par jour, on peut placer derrière son dos une

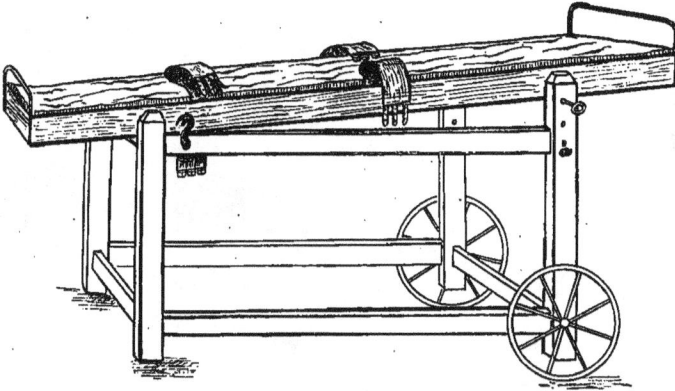

FIG. 261. — Tréteau à roues s'accrochant à la gouttière et servant à faciliter les déplacements.

sorte de pupitre en bois, à crémaillère, qui lui servira de dossier (système des chaises-longues en rotin, à dossier pliant, que l'on trouve dans tous les bazars).

Dans la journée, on posera cette gouttière sur deux chaises, ou mieux sur un tréteau spécial, formé de quatre montants de bois, réunis en haut et en bas par des traverses (*fig.* 260). Les traverses du haut, qui supportent la gouttière, seront à 60 centimètres du sol, pour que le malade puisse atteindre facilement les objets placés sur une table.

Pour pouvoir transporter facilement le malade avec

son tréteau, on peut adapter à celui-ci des roulettes de
fauteuil, mais seulement pour les enfants, car le poids
des adultes aurait vite fait de les écraser. Pour ceux-ci,
il vaut mieux adapter deux roues de 25 centimètres de

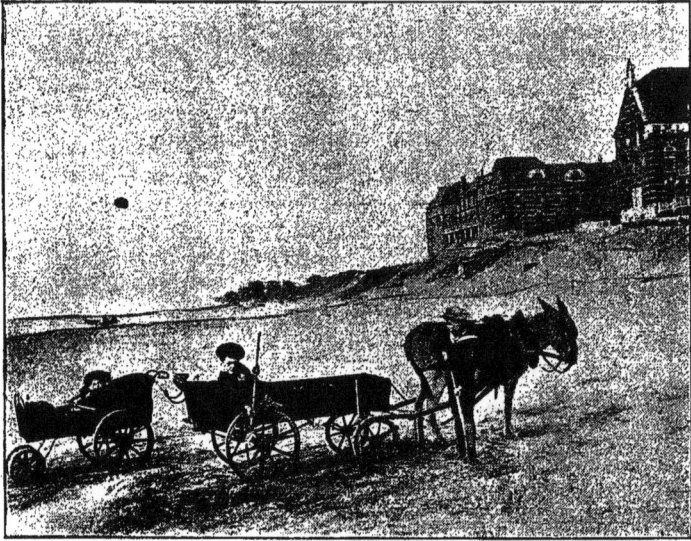

FIG. 262. — Modèles de petites voitures.

diamètre aux montants du côté de la tête. Avec deux
crochets, on fixe la gouttière au tréteau (*fig.* 261), et
quand on veut changer le malade de place, on soulève
ensemble malade et tréteau, et l'on pousse le tout
comme une brouette.

Lorsque l'on doit porter la gouttière sans le tréteau,
recommandez de toujours la saisir à deux mains, de
peur qu'elle ne tourne et que le malade ne tombe.

Un grand avantage de cette gouttière est d'être assez

confortable pour que les malades puissent y passer la
nuit. Aussi, y fera-t-on coucher tous ceux qui ne sont
pas facilement mobilisables, et on pourra ainsi, dans la

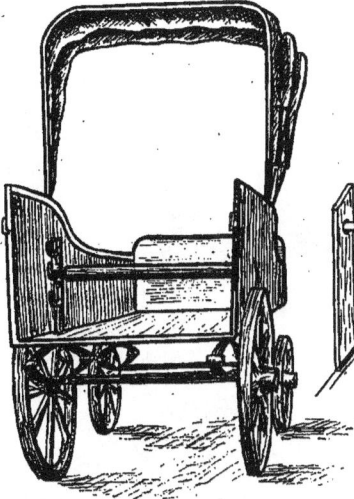

FIG. 263. — Le panneau postérieur de la voiture est enlevé, la capote relevée ; on voit le rouleau servant à entrer la gouttière.

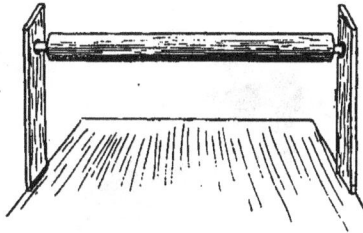

FIG. 264. — Rouleau de bois muni d'un axe de fer tournant sur deux tourillons et servant à entrer la gouttière dans la voiture.

journée, sans qu'ils aient à quitter leur cadre, les changer
de place et même les promener.

Si, au contraire, le malade peut, le soir, être mis dans
son lit, on enlèvera le coussin de la gouttière pour le
faire aérer et on nettoyera la toile cirée avec une ser-
viette mouillée.

Pour les promenades, on placera le malade sur une
voiture.

Voiture.

Bien entendu, toute voiture est bonne pourvu que la gouttière y entre; mais il est des modèles plus commo-

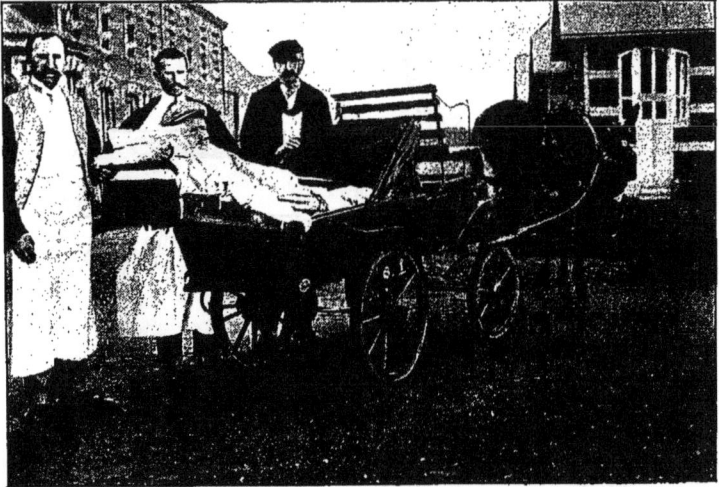

FIG. 265. — Manière d'entrer la gouttière dans la voiture.

des les uns que les autres. Le suivant, facile à exécuter, est des plus pratiques :

La caisse de la voiture est rectangulaire. Ses dimensions sont celles de la gouttière plus 30 centimètres dans tous les sens, même en profondeur (*fig.* 262). Elle est munie de brancards et portée par quatre roues basses, les deux de devant étant montées sur avant-train.

Pour y introduire facilement la gouttière, faites disposer le panneau postérieur de manière à ce qu'il puisse

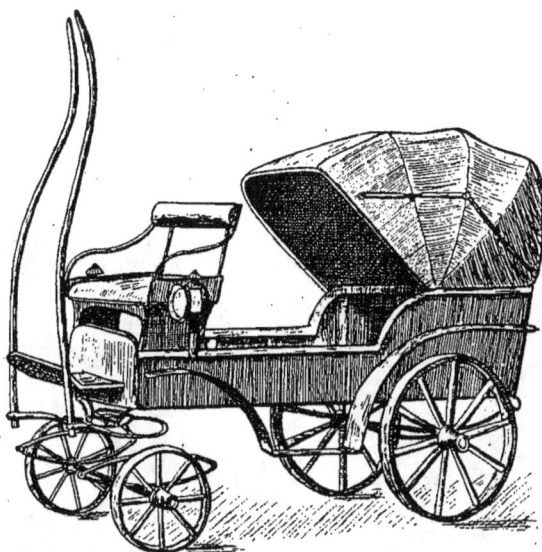

FIG. 266. — Modèle de voiture très confortable avec capote et siège pour le conducteur.

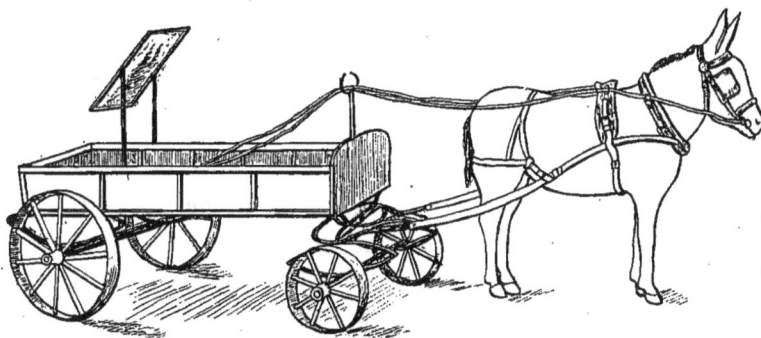

FIG. 267. — Le malade en regardant dans la glace peut conduire lui-même sa voiture.

19

s'enlever ou se rabattre (*fig.* 263). A la place qu'occu-
pera la tête du malade, faites placer un rouleau de
bois muni d'un axe de fer tournant sur deux tourillons, à 3 ou 4 centimètres au-dessus du fond de la voiture (*fig.* 264).

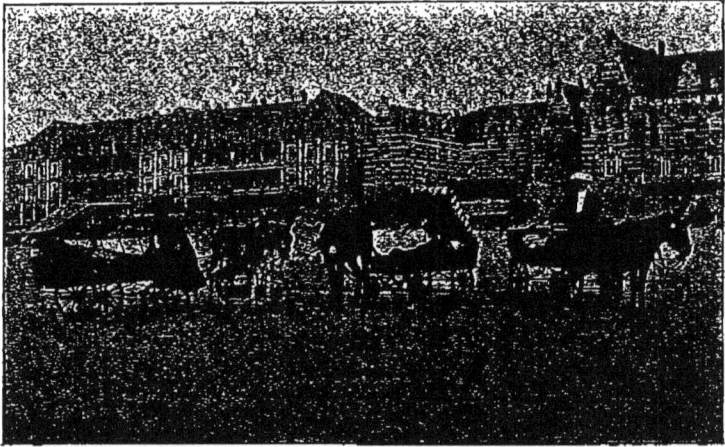

Fig. 268. — Attelages sur la plage de Berck.

Pour mettre la gouttière dans la voiture, il suffit de
la poser sur le rouleau et de la faire glisser, en la pous-
sant horizontalement (*fig.* 265). Un taquet, placé à
l'avant de la voiture, fait buttoir et empêche la gouttière
d'arriver au contact du panneau d'avant. Le malade se
trouve ainsi sur un plan légèrement incliné.

On peut, si on le désire, adapter à cette voiture une
capote et un siège pour le conducteur (*fig.* 266). La capote ne sera fixée que par son pivot (comme celles des

voitures de bébé). On pourra ainsi la tenir soulevée pendant qu'on introduira le malade.

Le siège sera un banc placé au-dessus des pieds du malade et fixé aux panneaux latéraux de la voiture.

Enfin, si le malade désire conduire lui-même et qu'il doive cependant rester couché, faites placer au-dessus de sa tête une glace supportée par des montants de 5o à 6o centimètres de haut, et inclinée, de manière à ce qu'il puisse voir 3 ou 4 mètres de route devant lui (*fig.* 267).

A ce véhicule, on attelle soit un cheval, soit un âne (*fig.* 268). L'âne vaut mieux, car avec lui le malade ne sera pas tenté d'aller trop vite, et il n'aura pas à supporter les cahots et les heurts de la voiture.

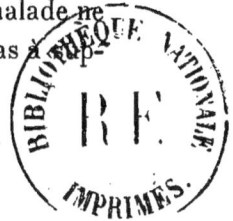

TABLE DES MATIÈRES

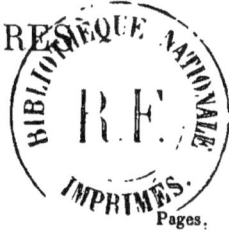

Pages.

Préface du Dr Calot..................................... VII

Avertissement de l'auteur............................. XI

PREMIÈRE PARTIE.

CHAPITRE I. — *Ce qui est nécessaire pour faire un Appareil plâtré.*

Sommaire : Le plâtre : où l'acheter? comment le conserver? — Revêtement. — Etoffe à imprégner de bouillie plâtrée. — Instrument tranchant. — Appareils de soutien pour le malade : pelvi-support, suspension............. 1

CHAP. II. — *Préparation du malade et des matériaux nécessaires à la confection de l'Appareil.*

Sommaire : *Préparation du malade* : auscultation; bain; présence d'un abcès, d'une fistule, d'une plaie; réduction de fracture; correction d'attitude vicieuse............. 21
Préparation des matériaux : ouate, bandes plâtrées, attelles, bouillie plâtrée........................... 23

CHAP. III. — *Choix de l'Appareil.*

Sommaire : Il n'existe qu'un type d'appareil pour chaque partie du corps, ses dimensions seules varient. — Longueur à donner aux appareils....................... 32

CHAP. IV. — *Confection de l'Appareil.*

Sommaire : Revêtement du malade. — Schéma de l'appareil. — Mise en place des bandes et des attelles. — Modelage. — Séchage. — Emondage..................... 36

CHAP. V. — *Vérification et polissage de l'Appareil.*

Sommaire : Echancrures et fenêtres définitives. — Consolidation. — Polissage........................... 52

CHAP. VI. — *Comment enlever un Appareil plâtré.*

Sommaire : Bain préalable. — Manière de couper l'appareil. — Précautions à prendre pour la sortie de l'appareil. — Nettoyage du malade............................... 60

CHAP. VII. — *Nettoyage.*

Sommaire : Comment nettoyer : le malade, — les mains du chirurgien, — les habits et les chaussures, — les cuvettes, — les planchers, — les tables, — les murs, — les robinets, — les conduites d'eau. — Les vieux appareils...... 67

DEUXIÈME PARTIE.

CHAP. VIII. — *Appareils du membre inférieur.*

Grand appareil du membre inférieur allant de l'ombilic aux orteils. — Sommaire : Ce qu'il faut avoir. — Manière de mettre le revêtement. — Manière de placer le malade sur le pelvi-support. — Technique de l'appareil. — Manière de placer le malade sur la table. — Modelage. — Attitudes vicieuses à éviter. — Echancrures.................... 75

Appareil moyen de hanche allant de l'ombilic au-dessous du genou.. 97

Petit appareil de hanche laissant le genou libre........... 99

Appareil moyen du genou allant du grand trochanter aux orteils... 102

Petit appareil du genou allant du grand trochanter aux malléoles.. 106

Appareil du cou-de-pied allant des orteils au-dessous du genou.. 108

Grand appareil prenant les deux membres inférieurs....... 110

Appareils dans quelques cas cliniques.................... 112

CHAP. IX. — *Corset plâtré*, ... 133

Corset à col officier................................ 136

Corset à grand col, col Médicis. 175

Appareils dans quelques cas cliniques.................. 191

CHAP. X. — *Appareils du membre supérieur.*

Grand appareil servant à immobiliser l'épaule............. 208

Appareil moyen allant de l'épaule au poignet.............. 216

Petit appareil allant du coude à la racine des doigts........ 221

Appareil pour un doigt................................ 225

CHAP. XI. — *Moulage.*

Sommaire : Revêtement. — Technique du moulage. — Modelage. — Attitudes vicieuses. — Manière d'enlever le moulage. — Soins à prendre pour conserver le moulage..... 229

CHAP. XII. — *Appareils bivalves ou Appareils plâtrés amovibles.*

Sommaire : Technique de la construction. — Manière de couper l'appareil. — Modèles différents d'appareils bivalves. — Manière de réunir les deux valves de l'appareil........ 236

TROISIÈME PARTIE.

CHAP. XIII. — *Soins immédiats à donner au Malade.*

Sommaire : Manière de porter et de coucher un malade plâtré. — Réchauffer le malade. — Draps mouillés. — Points particuliers à surveiller 245

CHAP. XIV. — *Surveillance du Malade et de l'Appareil.*

Sommaire. — *Le Malade :* Etat général. — Troubles trophiques. — Eschare. — Dermite. — Points douloureux. — Vertèbre saillante. — Radiographie.................. 258

L'Appareil : Fendu, brisé, ramolli. — Trop large. — Trop étroit. 267

CHAP. XV. — *Comment soigner un Malade porteur d'un Appareil plâtré.*

SOMMAIRE : Habillement. — Soins de toilette. — Repas. — Bassin. — Gouttière. — Voiture pour promenade........ 273

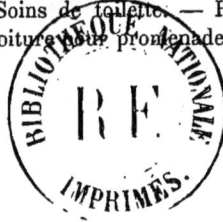

Toulouse, Imp. DOULADOURE-PRIVAT, rue St-Rome, 39. -- 7930

www.ingramcontent.com/pod-product-compliance
Lightning Source LLC
Chambersburg PA
CBHW060422200326
41518CB00009B/1452